漢字脳活ひらめきパズルを行う

朝の脳磨き習慣で記憶力・集中力をぐんぐん高めましょう

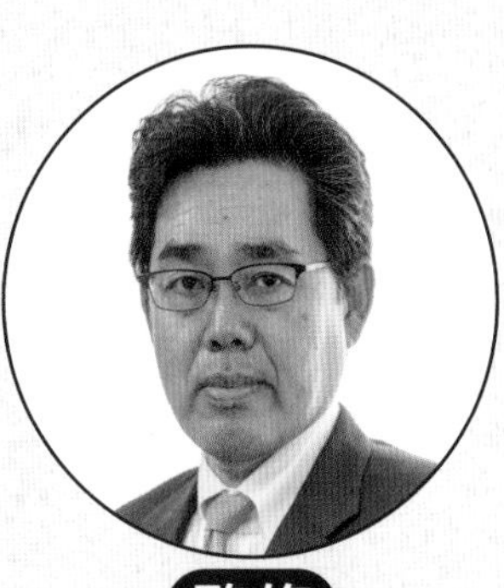

監修
東北大学教授
川島隆太（かわしまりゅうた）

川島隆太先生 プロフィール

1959年、千葉県生まれ。1985年、東北大学医学部卒業。同大学院医学研究科修了。医学博士。スウェーデン王国カロリンスカ研究所客員研究員、東北大学助手、同専任講師を経て、現在は東北大学教授として高次脳機能の解明研究を行う。脳のどの部分にどのような機能があるのかという「ブレイン・イメージング」研究の日本における第一人者。

最近、意欲が低下してきたり、
人づきあいがめんどうと感じた
それは脳の老化のシグナルかも れません。

脳の老化を防いで認知症を遠ざけるには
物忘れやうっかりミスだけでなく、
興味や関心の低下を見逃さないことも
とても大切になってきます。

脳の働きは午前中にピークを迎えます。
そのため、積極的に脳を使う「脳磨き」の習慣は
午前中に行うことが重要になります。

本書の漢字パズルを実践するのも、
朝が絶好の時間帯です。
朝の脳磨き習慣の１つとして、
漢字パズルを積極的に取り入れましょう。
記憶力や注意力、集中力、
思考力の向上や、意欲のアップにも
つながります。

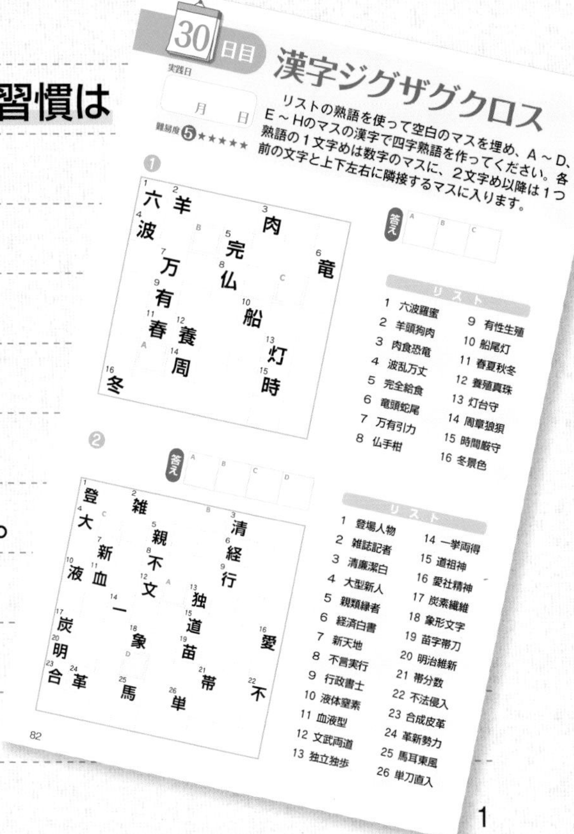

30日目 漢字ジグザグクロス

リストの熟語を使って空白のマスを埋め、A～D、E～Hのマスの漢字で四字熟語を作ってください。各熟語の１文字めは数字のマスに、２文字め以降は１つ前の文字と上下左右に隣接するマスに入ります。

① リスト
1 六波羅蜜　2 羊頭狗肉　3 肉食恐竜　4 波乱万丈　5 完全給食　6 竜頭蛇尾　7 万有引力　8 仏手柑　9 有性生殖　10 船尾灯　11 春夏秋冬　12 養殖真珠　13 灯台守　14 周章狼狽　15 時間厳守　16 冬景色

② リスト
1 登場人物　2 雑誌記者　3 清廉潔白　4 大型新人　5 親類縁者　6 経済白書　7 新天地　8 不言実行　9 行政書士　10 液体窒素　11 血液型　12 文武両道　13 独立独歩　14 一挙両得　15 道祖神　16 愛社精神　17 炭素繊維　18 象形文字　19 苗字帯刀　20 明治維新　21 帯分数　22 不法侵入　23 合成皮革　24 革新勢力　25 馬耳東風　26 単刀直入

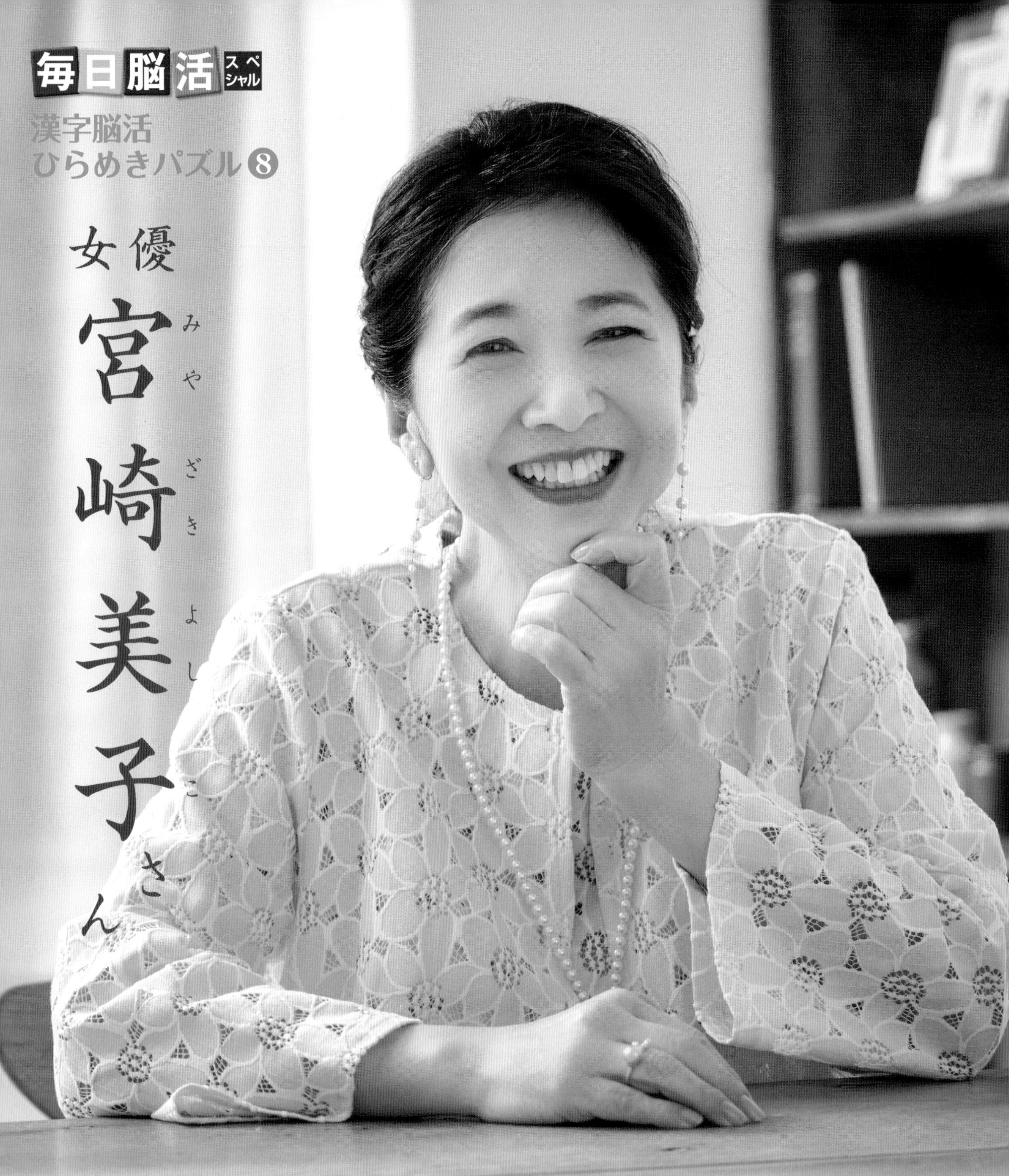

本が好き！本屋さんが大好き！

読書は自由に楽しみましょう 漢字の勉強にもなりますよ

やりがいのある役や素晴らしい方々とのご縁がありました

私が女優としてデビューしてから、すでに40年以上が過ぎています。その間、実にさまざまな役を演じてきました。

デビュー当時は、突然、素人の女子大生からプロの女優になったわけですから、周囲の目も厳しく、試練の連続でした。幸い、やりがいのある役や素晴らしい方々とのご縁があって、今に至っています。

最近になって、ようやく気持ちに余裕ができたせいか、ゆったりと俯瞰(ふかん)的に物事をとらえられるようになった気がします。撮影現場で一番の年長者ということも多いのですが、若い人たちがこんなふうに悩んでいるんだな、と気づくこともあります。自分も先輩方に教わってきたようなことを、若い人たちに少しでも伝えることができていたらいいですね。「若い人たち」という言葉はあまり使いたくないのですが（笑）。

縁側でお茶を飲んでいるおばあちゃんが理想です

ここのところ、「おばあちゃんの役」をいただくことが増えてきました。

ただ、ひと言でおばあちゃん役といっても、いろいろなおばあちゃん像があるんですよ。子供や孫の世代を優しく見守るおばあちゃんもいれば、深刻な悩みを抱えていて、その苦しみを子供世代にぶつけるようなおばあちゃんもいたり。

また、急に踊りだしたり、おてんばだったりと、若々しくてかわいらしいおばあちゃん役を演じることもあります。

このように、実にたくさんのおばあちゃん役をやらせていただいています。そのせいか、若いころと比べて、演技の幅が広がっているように実感しています。おばあちゃん役限定ですけど。

そんなこともあって、おばあちゃんを演じるのって、すごく楽しいんです。次はどんなおばあちゃんが出てくるんだろう、って。

これからも、いろいろな役を、生き生きと演じられたらな、と願っています。元気に女優業を続けるためにも、自身の総点検もしっかりと行いたいと思います。

そして、ゆくゆくは、縁側でお茶を飲みながら、何もいわずにたたずんでいる、そんな雰囲気のおばあちゃんになりたいですね。

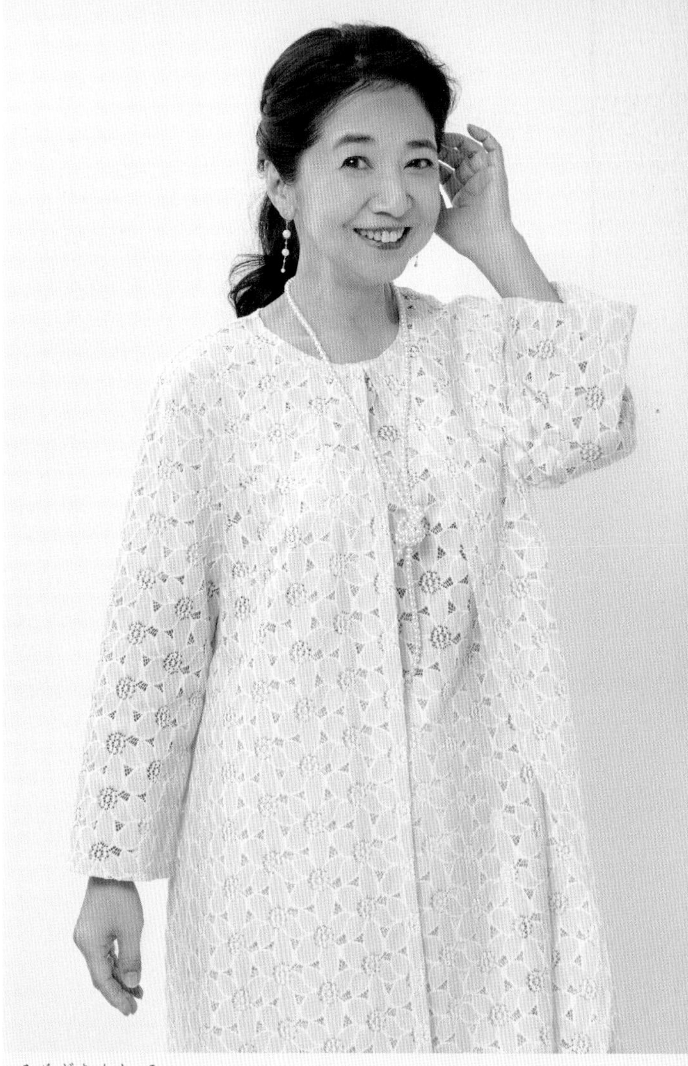

宮崎美子(みやざきよしこ)さん *Profile*

1958年、熊本県生まれ。
1980年に篠山紀信氏の撮影で『週刊朝日』の表紙に掲載。同年10月にはTBSテレビ小説『元気です！』主演で本格的デビュー。
2009年には漢字検定１級を受けて見事に合格。現在では映画やドラマ、バラエティ番組と幅広く活躍している。2020年にデビュー40周年を迎えた。

近所の本屋さんで本を選ぶのがとても楽しいんです

みなさんは、最近、どんな本を読んでいらっしゃいますか？

私、本が大好きなんです。子供のころから、声を出して本を読んでいました。時間のあるときに近所の本屋さんに行って、本を選ぶのがとても楽しい。

私の家の近所に何軒か本屋さんがあり、よく利用しています。ただ、そのうちの１軒が近々閉店してしまうんですよね。とても寂しくて。ここのところ、本屋さんの閉店が相次いでいて、この先どうなっちゃうんだろうって思います。

最近は、本はインターネット通販で購入するという話をよく聞きます。電子書籍を利用する人も少なくないのではないでしょうか。確かに便利なんですよね。

私の場合、こうした通販や電子書籍は、仕事上どうしてもすぐに手元に必要な資料を入手するときは利用します。でもやっぱり、本屋さんに並んでいる実物の本を手に取って買うのが一番！電子書籍もいいけれど、自分でページをめくりたい！本の厚みであとどれだけ残りがあるというのを感じたい！古いかなー（笑）。

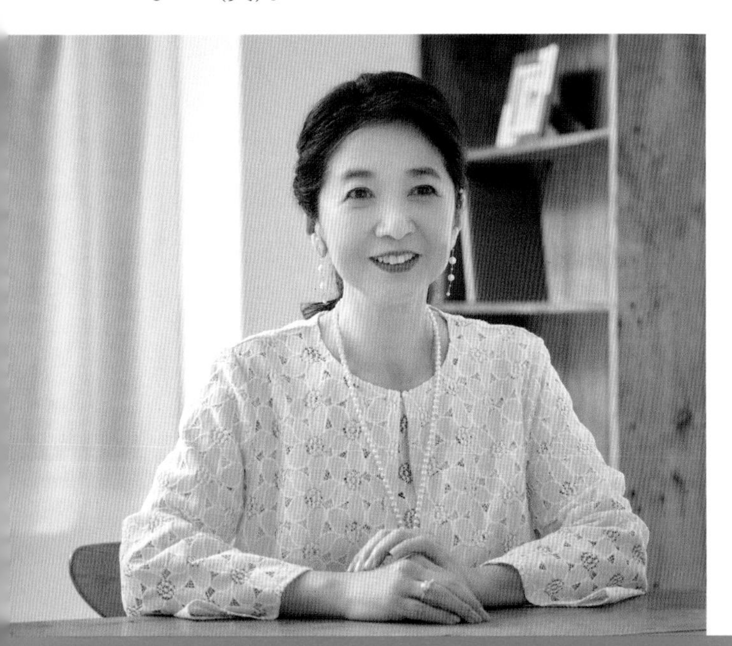

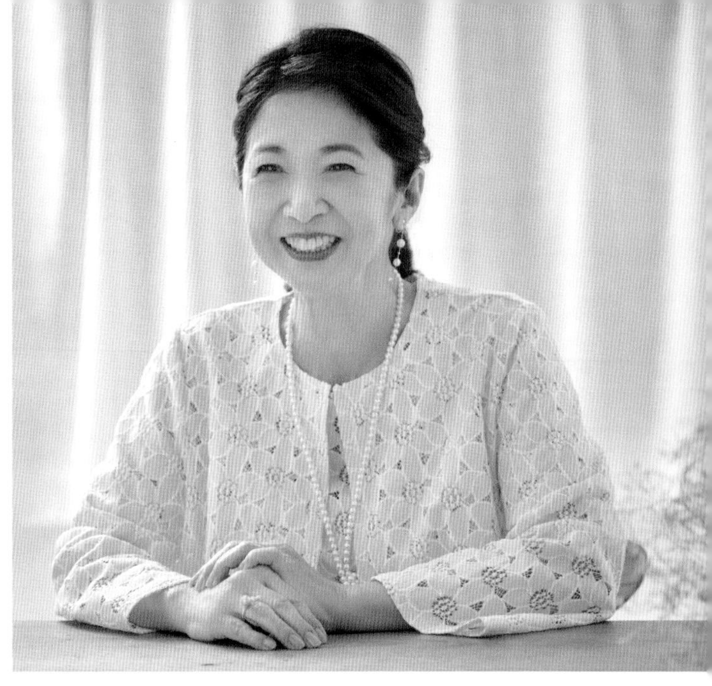

表紙やタイトルが気になる本を買う。こうした出合いがいいんですよね

私の本の選び方に、これといった方針はありません。本屋さんで平積みにされた本の表紙や、棚に並んだ背表紙を眺めながら、気になるものを買うようにしています。タイトルに惹（ひ）かれたり、「これは！」って直感したものを買います。

ベストセラーだから必ず読む、というわけでもありません。新作を必ず読むようにしている好きな作家さんはいますが、今まで読んだことのない作家さんの本でも「これなんだろう」と思って買って読んだら、ものすごくおもしろかったという経験も少なくありません。こんな本との出合いがいいんですよね。

読む本のジャンルにも、特にこだわりはありません。あえていえば、ミステリは大好きです。中でも「本格ミステリ」と呼ばれるジャンルは、物語の主人公と読者が同じ立場で推理をするので、とても楽しい。作者にうまくだまされるのも、「あーやられたー」って感じて、気持ちいいんですよね。

最近の本格ミステリは、若い作家さんが奇想天外な設定を仕掛けてくるのに驚かされます。例えば、ゾンビ（生き返った死人）が襲ってきたり、巨大隕石（いんせき）が阿蘇山に衝突しよ

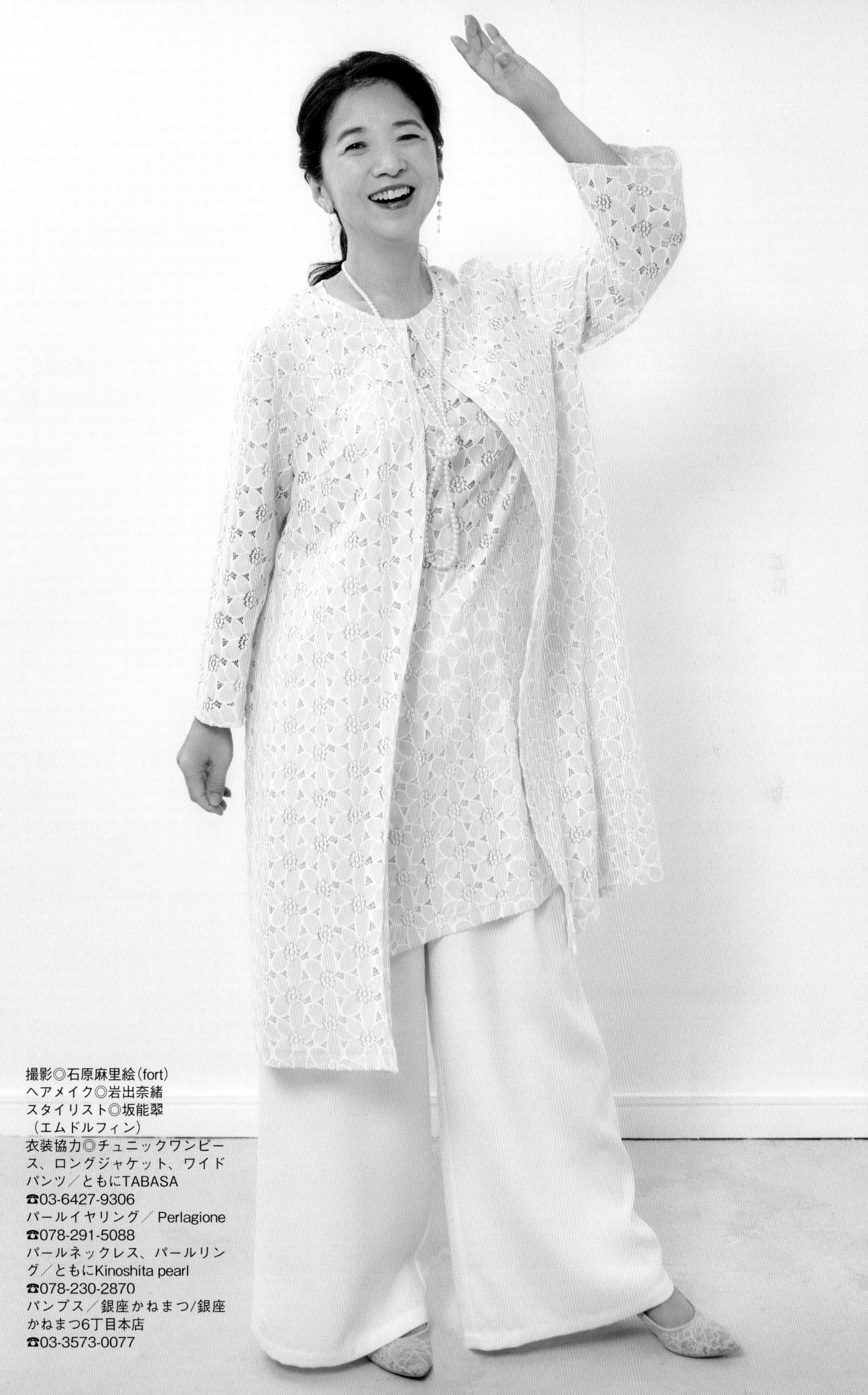

撮影◎石原麻里絵（fort）
ヘアメイク◎岩出奈緒
スタイリスト◎坂能翠
（エムドルフィン）
衣装協力◎チュニックワンピース、ロングジャケット、ワイドパンツ／ともにTABASA
☎03-6427-9306
パールイヤリング／ Perlagione
☎078-291-5088
パールネックレス、パールリング／ともにKinoshita pearl
☎078-230-2870
パンプス／銀座かねまつ/銀座かねまつ6丁目本店
☎03-3573-0077

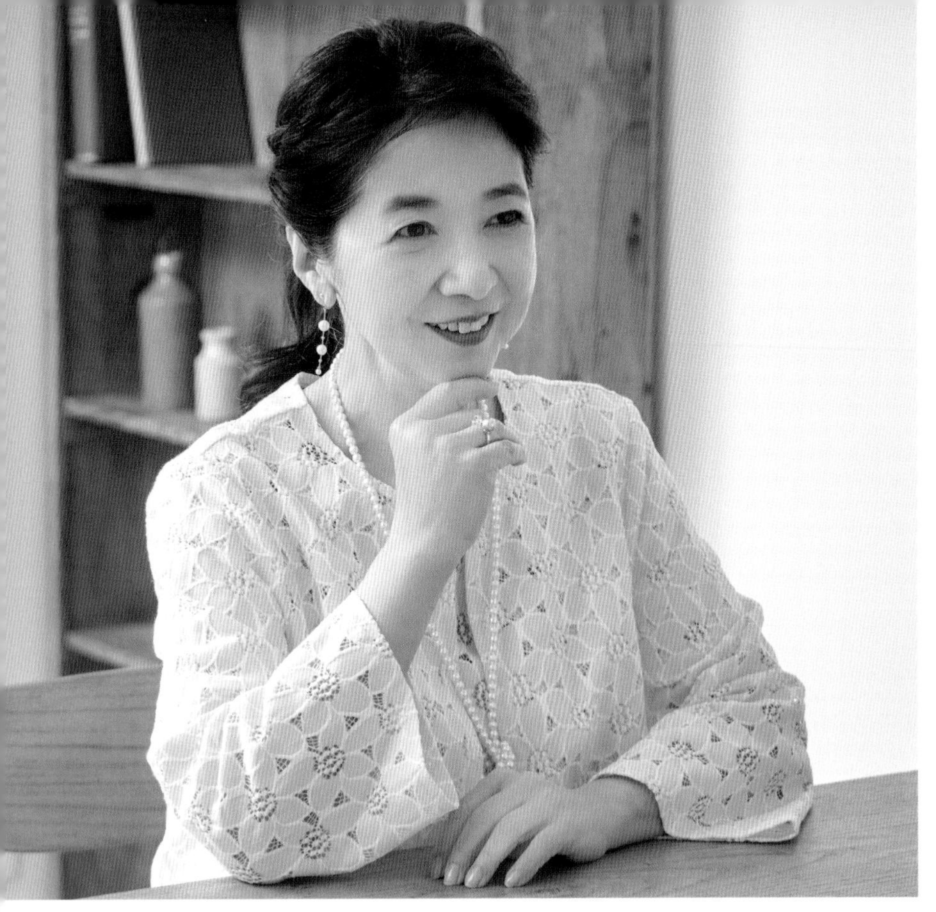

のようなものはあるでしょう。それを読み取れれば最高なんでしょうけど、「こういう解釈で読みなさい」って強制するのもどうかなあ、と思いますね。学校の勉強ならそれでいいんだろうけど、読書って、もっと自由なものだと思うんですよ。

私は、「世界のクロサワ」と呼ばれる黒澤明監督の映画に出演させていただきました。そのさい、監督がおっしゃっていたのが、「映画は観る人のものなんですよ」という言葉です。

監督が、自分の映画を映画館に観に行った体験をお話ししてくださったことがありました。そのとき、監督の前に座っている観客の声が聞こえてきたそうです。

「このシーンの後に酒を飲むんだよ。うまそうに飲むんだよ」

そのことを、監督は実にうれしそうに、ニコニコしながら話してくれたんです。それを聞いて思いました。ああ、映画って自由に観ていいんだな、って。

黒澤監督は世界的に知られた巨匠ですから、もちろん「ここを観てほしい」「このように受け止めてほしい」というのは、絶対にお持ちだと思うんですね。でも、いったん公開してしまえば、それはもう受け手のもの。ストーリーがどうの、解釈がどうの、という

うとする中、1人の女性が殺人事件の捜査をしたり。20代の若い作家さんが、そんな大胆な設定を出してくるんですよ。あー新しいなーって、感心しながら読んでいます。

ミステリって、「鍵のかかった密室で不可能犯罪が起きる小説」という印象がありますよね。そんな既存のパターンから外れて、次から次へとさまざまな物語が生まれるのって、とてもワクワクしますね。

「世界のクロサワ」黒澤明監督に教えていただいたこと

本を読む場所ですか？特に決めていないんですよ。自宅に書斎もないので、気分によって、家の中のあちこちで読んでいます。時間さえあればずっと本を読んでいたいんですけど、セリフを覚えなきゃならない時期は読めませんから。だいたい週に１冊くらいのペースで読んでいる感じですね。

読み方も、本当に自分流で自由（笑）。国語の試験では、よく「作者の意図を述べなさい」というような問題があるじゃないですか。確かに、作者が物語に込めたメッセージ

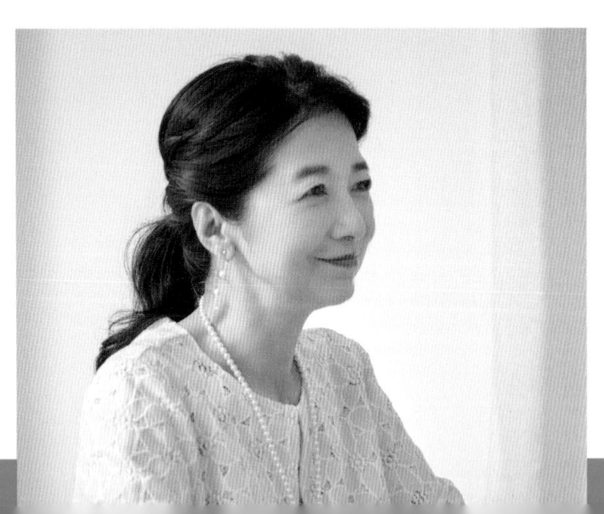

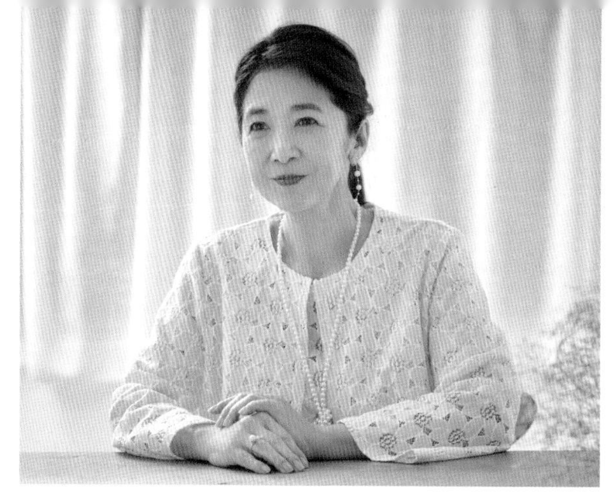

より、「あのシーンは感動した」「おいしそうに食事をしている」など、観た人がそれぞれ楽しめればいいんだ、という考え方ですね。

私も、黒澤監督の考え方に全面的に賛成です。そして、読書も同じだと思うんです。

作家さんが心血を注いで書かれているものを、私たちは気軽に手に取って、好き勝手に読ませていただいている。もしかしたら、自分の感じたことは作家さんが意図したものではないかもしれない。

でも、私としてはこう感じる！というのは絶対あります。そして、それは絶対に正しいはずなんですよ。だからこそ、読書は楽しいし、自由に読ませていただいて本当にありがたいことだと思います。

あと、読書は漢字の勉強にもなりますよね。私が漢字検定１級を受検したときには、勉強のあいまに気分転換のため読書をしました。でも、その読書が結果的に漢字検定合格に非常に役に立ったんですね。あ、こういう本を読むために漢字の勉強が必要なんだなって、よくわかりました。漢字の勉強のために本を読むことも、自由な読書のしかたの１つだと思いますよ。

私のYouTubeチャンネルでも、自分が読んでおもしろいと感じた本や、おすすめしたい本を紹介しています。参考にしていただいて、みなさまの読書の機会を増やす一助になれば、こんなにうれしいことはないですね。

今月のおまけトリビア

私のふるさと熊本の難読地名クイズ

「熊本の難読地名クイズ」第４回です。

今回のお題は「銭塘」。熊本市内の地名です。「塘」は「とう」と読み、「川や池の岸の土手。つつみ」を意味する漢字ですが、この地名の場合は「せんとう」「ぜにとう」とは読みません。さて、なんと読む地名でしょうか？

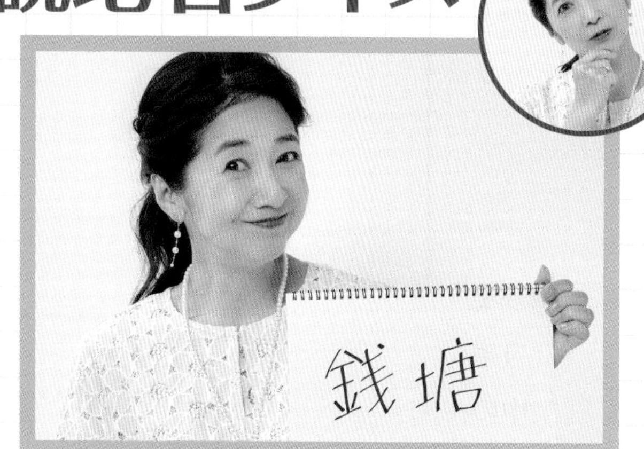

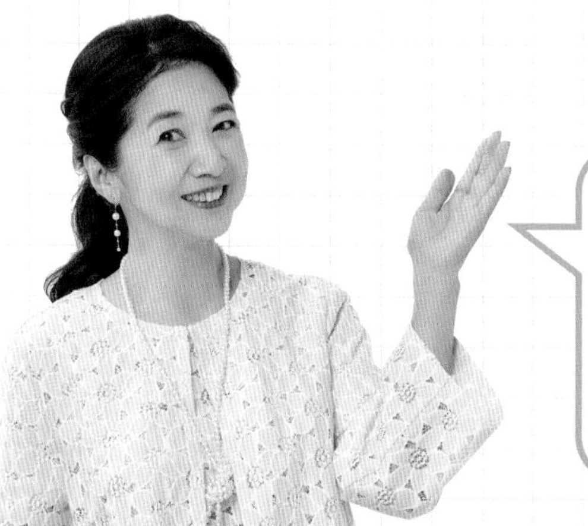

では正解を発表します。「銭塘」と書いて「**ぜんども**」と読みます。この地名は、鎌倉時代に宋（現在の中国）から帰国した僧侶が、中国の「銭塘陂（せんとうひ）」という場所に倣って海に長塘（ちょうとう）（土手）を築いて干拓をしたことが由来なんだそうですよ。

宮崎美子さんが出題！
漢字教養トリビアクイズ⑧

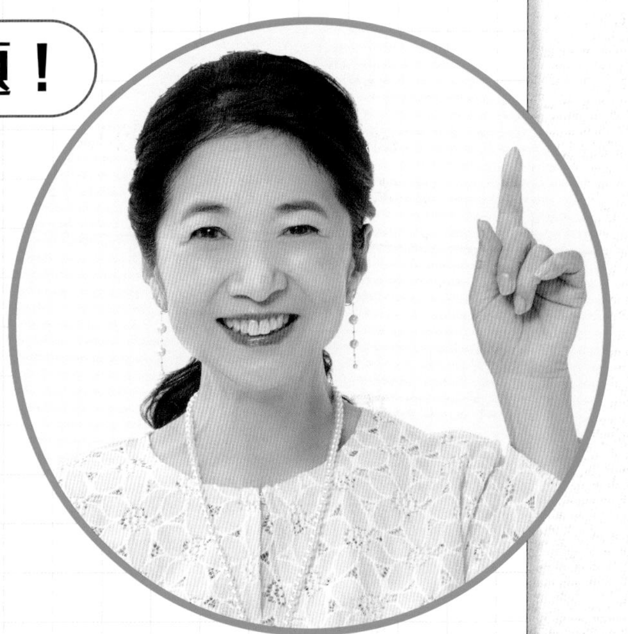

「漢字教養トリビアクイズ」も８回めを迎えました。そして、今回のトリビアクイズで累計の出題数が1000問を超えました！（1014問）。ここまで続けてこられたのも、読者のみなさまに熱心にお読みいただけたからこそ。本当にありがとうございます。

とはいえ、漢字ワールドの奥深さを考えると、1000問でもまだ「序の口」といったところではないでしょうか。これからも、2000問、3000問と、さらに続けていけるようにがんばりますので、どうぞおつきあいのほどお願いいたします。

宮崎美子さんが出題！漢字教養トリビアクイズ⑧ 目次

1 日本の旧国名クイズ

日本の旧国名（明治時代の初めまで使われていた地域の呼び名）を集めました。各問の説明に当てはまる旧国名をヒントから選び、漢字に直して書いてください。

①現在の長野県 ⇒ □□

②現在の愛媛県 ⇒ □□

③現在の東京都・埼玉県・神奈川県の一部 ⇒ □□

④現在の静岡県西部 ⇒ □□

⑤現在の富山県 ⇒ □□

⑥現在の沖縄県 ⇒ □□

⑦現在の山梨県 ⇒ □□

⑧現在の滋賀県 ⇒ □□

⑨現在の高知県 ⇒ □□

⑩現在の宮崎県 ⇒ □□

⑪現在の千葉県北部、および茨城県南部 ⇒ □□

⑫現在の岡山県北東部 ⇒ □□

⑬現在の鳥取県中西部 ⇒ □□

⑭現在の岐阜県南部 ⇒ □□

各地の旧国名は、JRの駅名の一部に使われることがあります。関東地方には「問題③の答え+○○」という名前の駅が多いですね。

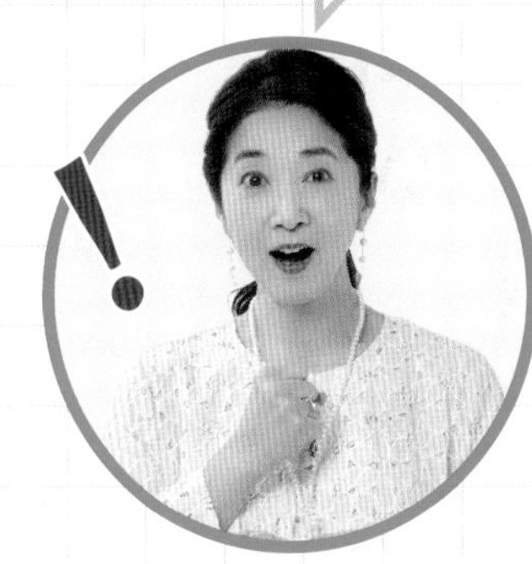

ヒント

いよ　えっちゅう　おうみ　かい　とおとうみ
とさ　しなの　しもうさ　ひゅうが　ほうき
みの　みまさか　むさし　りゅうきゅう

2 相撲用語クイズ

日本の国技「相撲」に関する用語を集めました。各問、ひらがなは漢字に、漢字はひらがなにそれぞれ直してください。

① しこ ⇒ □□

② ぐんばい ⇒ □□

③ しはい ⇒ □□

④ おおいちょう ⇒ □□□

⑤ ますせき ⇒ □□

⑥ 髷 ⇒ □

⑦ 蹲踞 ⇒ □

⑧ 前褌 ⇒ □

⑨ 鬢付油 ⇒ □

⑩ 櫓太鼓 ⇒ □

大相撲観戦、好きですね～。
印象に残っている力士は高見山関！

3 歌舞伎の外題クイズ

歌舞伎の演目には題名がついていて、これを外題（げだい）（または名題（なだい））といいます。各問の外題の読み方をひらがなで答えてください。

① 勧進帳 ⇒ □

② 連獅子 ⇒ □

③ 桐一葉 ⇒ □

④ 国性爺合戦 ⇒ □

⑤ 義経千本桜 ⇒ □

⑥ 一谷嫩軍記 ⇒ □

⑦ 菅原伝授手習鑑 ⇒ □

⑧ 仮名手本忠臣蔵 ⇒ □

4 日常で使う仏教用語クイズ

日常用語には、仏教由来の言葉が数多くあります。各問の仏教用語の読み方をひらがなで答えてください。

① 阿吽 ⇒
② 娑婆 ⇒
③ 菩薩 ⇒
④ 慚愧 ⇒
⑤ 韋駄天 ⇒
⑥ 長広舌 ⇒
⑦ 金輪際 ⇒
⑧ 倶利伽羅 ⇒

5 和菓子の読み方クイズ

和菓子の名前を集めました。各問の和菓子の読み方をひらがなで書いてください。

① 霰 ⇒
② 粽 ⇒
③ 桜餅 ⇒
④ 煎餅 ⇒
⑤ 金団 ⇒
⑥ 羊羹 ⇒
⑦ 善哉 ⇒
⑧ 金鍔 ⇒
⑨ 銅鑼焼 ⇒
⑩ 金楚糕 ⇒

甘い物が大好物なので和菓子は大好き。お気に入りは熊本名産「いきなり団子」。昔ながらの素朴な味です。

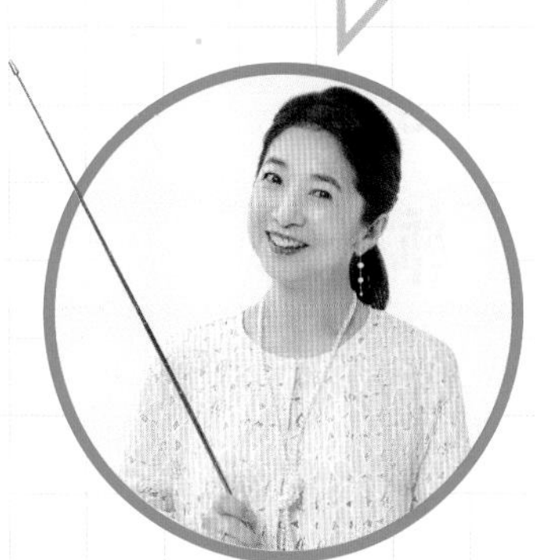

6 品字様クイズ

品字様（ひんじよう）とは、「品」のように、同じ字を上に１つ、下に２つの形で３つ重ねた漢字のことです。この品字様の漢字を、思いつくだけ下の解答欄に書いてください。５つ以上答えられればすごいです。

7 植物の漢字クイズ

２文字で植物を表すことのできる漢字を集めました。ヒントの中の漢字を使って正しい名前を完成させてください。

①アスナロ ⇒ □□
②カキツバタ ⇒ □□
③ザクロ ⇒ □□
④シュロ ⇒ □□
⑤センダン ⇒ □□
⑥トドマツ ⇒ □□
⑦ネム ⇒ □□
⑧ボケ ⇒ □□
⑨ミカン ⇒ □□
⑩リンドウ ⇒ □□

問題⑨「ミカン」の白い花は、なんだか懐かしさを感じさせる、とてもいい香りがします。「みかんの花咲く丘」という歌が大好きなんです。

ヒント

榴	椴	蜜	瓜
竜	檜	櫚	合
栴	棕	歓	杜
柘	胆	翌	松
柑	木	若	檀

8 外来語漢字クイズ

各問にある文字は、外来語を漢字で表したものです。各問の漢字が示す外来語を、ヒントの中から選んで答えてください。

① 曹達 ⇒ □

② 倶楽部 ⇒ □

③ 喇叭 ⇒ □

④ 歌留多 ⇒ □

⑤ 煙管 ⇒ □

⑥ 硝子 ⇒ □

⑦ 如雨露 ⇒ □

⑧ 麺麭 ⇒ □

ヒント

ガラス　カルタ

キセル　クラブ

ジョウロ　ソーダ

パン　ラッパ

9 ことわざ漢字クイズ

ヒントの中から□に当てはまる漢字を入れて、①～⑧のことわざを完成させてください。

① □□相照らす

② □を返す

③ 小□が切れ上がる

④ □を投げる

⑤ 常□を逸する

⑥ 正□を射る

⑦ □に倣う

⑧ □に落ちない

ヒント　鵠　腑　匙　踵　胆　軌　肝　顰　股

10 読めるけど書けない漢字クイズ

「なんとなく読めるけど、いざ書くのは難しい」という言葉を集めました。ヒントから漢字を選んで、各問のひらがなを漢字で書いてください。間違えないよう正確に書き取りましょう。

①ざんげ ⇒□□

②しょうへい ⇒□□

③はつらつ ⇒□□

④かいらい ⇒□□

⑤しそ ⇒□□

⑥せつな ⇒□□

⑦こはく ⇒□□

⑧じくじ ⇒□□

ヒント

聘　珀　悔
溌　忸　招
紫　傀　刺
刹　琥　儡
　　懺　蘇
　　怩　那

11 ものの数え方漢字クイズ

日本には、特定の物だけを数えるための数え言葉があります。次の漢字は、どう数えるのが正しいか、ヒントから選んで答えてください。

①鎧 ⇒一□

②蝶 ⇒一□

③海岸 ⇒一□

④盆栽 ⇒一□

⑤鳥居 ⇒一□

⑥お守り ⇒一□

⑦相撲の取組 ⇒一□

⑧咲いている花 ⇒一□

ヒント

体　面　輪　番
頭　基　鉢　領

12 小説の登場人物クイズ

各問には、有名な小説に登場する人物名がひらがなで書かれています。正しく漢字で答えてください。

① きんだいちこうすけ ⇒ □□□耕□
（横溝正史の小説に登場する探偵）

② ぜにがたへいじ ⇒ □□□次
（野村胡堂が創作した岡っ引きの親分）

③ せがわうしまつ ⇒ 瀬□□□
（島崎藤村『破戒』の青年教師）

④ くらまてんぐ ⇒ □馬□□
（大佛次郎の小説に登場する幕末の志士）

⑤ くつかけときじろう ⇒ □□時□□
（長谷川伸が創作した旅人の博徒）

⑥ ふじえだばいあん ⇒ □□梅□
（池波正太郎の小説に登場する仕掛人）

⑦ たんげさぜん ⇒ □□左□
（林不忘『大岡政談』に登場する隻眼隻腕の剣士）

⑧ はざまかんいち ⇒ □□一
（尾崎紅葉『金色夜叉』の主人公）

⑨ わがえいりょう ⇒ 和□□□
（松本清張『砂の器』の音楽家）

⑩ つくえりゅうのすけ ⇒ □竜□□
（中里介山『大菩薩峠』の主人公）

⑪ おおばようぞう ⇒ □□葉□
（太宰治『人間失格』の主人公）

⑫ まつざかくまご ⇒ □□□吾
（宮本輝『流転の海』の主人公）

実は、問題②がTVドラマ化されたときに、主人公の仕事を支える妻「お静」の役をいただいて出演しました。主役を演じたのは風間杜夫さんです。

漢字教養トリビアクイズ❽ 解答

❶ 日本の旧国名クイズ

①信濃、②伊予、③武蔵、④遠江、⑤越中、⑥琉球、⑦甲斐、⑧近江、⑨土佐、⑩日向、⑪下総、⑫美作、⑬伯耆、⑭美濃

❷ 相撲用語クイズ

①四股、②軍配、③賜杯、④大銀杏、⑤升席、⑥まげ、⑦そんきょ、⑧まえみつ、⑨びんつけあぶら、⑩やぐらだいこ

❸ 歌舞伎の外題クイズ

①かんじんちょう、②れんじし、③きりひとは、④こくせんやかっせん、⑤よしつねせんぼんざくら、⑥いちのたにふたばぐんき、⑦すがわらでんじゅてならいかがみ、⑧かなでほんちゅうしんぐら

❹ 日常で使う仏教用語クイズ

①あうん、②しゃば、③ぼさつ、④ざんき、⑤いだてん、⑥ちょうこうぜつ、⑦こんりんざい、⑧くりから

❺ 和菓子の読み方クイズ

①あられ、②ちまき、③さくらもち、④せんべい、⑤きんとん、⑥ようかん、⑦ぜんざい、⑧きんつば、⑨どらやき、⑩ちんすこう

❻ 品字様クイズ

品、森、晶、姦、毳、贔、磊、轟、芔　など

❼ 植物の漢字クイズ

①翌檜、②杜若、③柘榴、④棕櫚、⑤栴檀、⑥椴松、⑦合歓、⑧木瓜、⑨蜜柑、⑩竜胆

❽ 外来語漢字クイズ

①ソーダ、②クラブ、③ラッパ、④カルタ、⑤キセル、⑥ガラス、⑦ジョウロ、⑧パン

⑨ ことわざ漢字クイズ

①肝胆(かんたん)相照らす　意味：互いに心の底まで打ち明けて親密に交際する。

②踵(きびす)を返す　意味：後戻りをする。

③小股(こまた)が切れ上がる　意味：主に女性の足が長く、スラリとして粋なさま。

④匙(さじ)を投げる　意味：医者が病人を見放す。

⑤常軌(じょうき)を逸する　意味：常識外れの言動を取る。

⑥正鵠(せいこく)を射る　意味：物事の要点を正しく押さえる。

⑦顰(ひそみ)に倣う　意味：善し悪しも考えずに、人の真似をする。

⑧腑(ふ)に落ちない　意味：納得がいかない。

⑩ 読めるけど書けない漢字クイズ

①懺悔、②招聘、③溌剌、
④傀儡、⑤紫蘇、⑥刹那、
⑦琥珀、⑧忸怩

⑪ ものの数え方漢字クイズ

①鎧⇒一領、②蝶⇒一頭、
③海岸⇒一面、④盆栽⇒一鉢、
⑤鳥居⇒一基、⑥お守り⇒一体、
⑦相撲の取組⇒一番、
⑧咲いている花⇒一輪

⑫ 小説の登場人物クイズ

①金田一耕助、②銭形平次、
③瀬川丑松、④鞍馬天狗、
⑤沓掛時次郎、⑥藤枝梅安、
⑦丹下左膳、⑧間貫一、⑨和賀英良、
⑩机竜之助、⑪大庭葉蔵、⑫松坂熊吾

今回もお疲れ様でした。「漢字脳活ひらめきパズル」を❶巻から続けてお読みいただいている方は、なんと1000問以上解いていただいたことになりますね。みなさまの漢字への興味・関心に寄り添うことができて、とてもうれしく思っています。これからもよろしくお願いいたします！

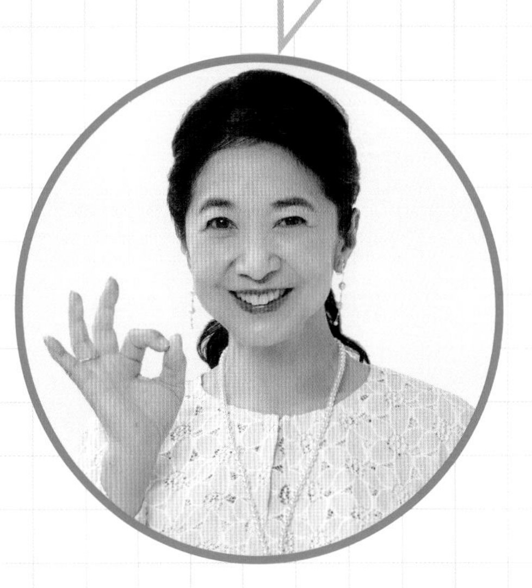

記憶力や思考力をアップするには

午前中の脳の使い方がとても重要で、「朝の脳磨き」で脳の衰えも防げます

東北大学教授　川島隆太（かわしまりゅうた）

年を重ねるほど脳の機能は低下する

人間の脳はさまざまな機能を備えています。脳の機能が衰えると、物忘れが多くなったり、注意力の低下が顕著になったりします。スーパーに来たけど買うものを忘れた、コンロの火を消し忘れた……などというのも、脳の老化のシグナルといえるでしょう。

また、意欲が低下して新しいことにも取り組めなくなってきたという人はいないでしょうか。感情を抑えられなくなり、イライラして怒りっぽくなったりもします。

●ご飯食の人はパン食の人より脳細胞が多い

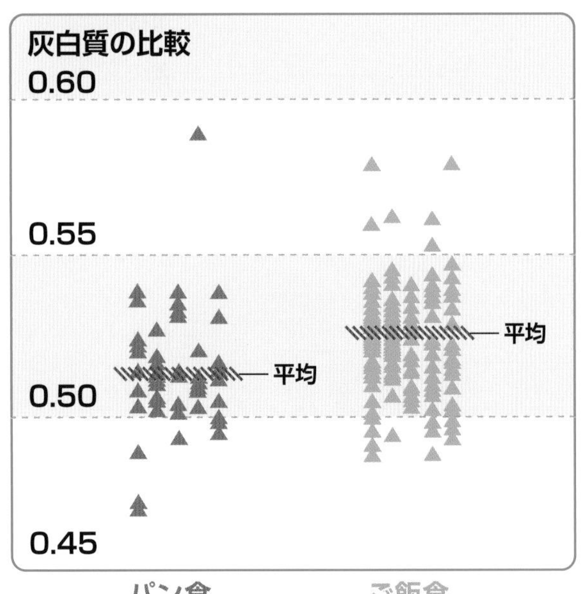

朝食の主食の種類と、脳内の神経細胞が多く集まっている「灰白質」の体積との関連性を調べたところ、主食がパンの人に比べてご飯の人のほうが灰白質の体積が多いとわかった

人間の脳の大部分を占める大脳は「前頭葉」「頭頂葉」「側頭葉」「後頭葉」の４つの部分に分けられます。その中で認知機能をつかさどり、最も重要な働きをするのが、前頭葉にある「前頭前野」という部分です。

前頭前野は「考える」「記憶する」「アイデアを出す」「感情をコントロールする」「判断する」「応用する」など、非常に重要な役割を担っています。人間らしく健康的に生きていくために必要不可欠な機能を備えているのです。

脳の老化はすなわち、前頭前野の働きの低下を意味します。認知機能が衰えると、日常生活や社会生活を送ることが困難になってきます。人間らしい生活を維持するためには、前頭前野の衰えを防ぎ、活性化させることが、何よりも大切なのです。

脳が活発に働くのは午前中の時間帯

脳には、活発に働く時間と働きが低下する時間があります。脳の司令塔である前頭前野がよく働くのは「午前中」です。午前中をピークに午後から少しずつ下がり、夜はあまり働きません。明け方の午前４時ごろに最も働きが落ちてしまいます。

１日の脳の働きのリズムを見ると、前頭前野の機能を活発にするには、午前中に脳を使うことがポイント。朝、脳を積極的に使う「脳磨き」の習慣をつければ、脳の衰えも防ぐことができるのです。

脳の老化を防ぐ前頭葉の鍛え方

前頭葉は、脳の司令塔の役割を持ち、物事を考えたり、記憶したり、行動に移したりするなど、意思決定を調節している重要な器官。前頭葉の大部分を占める「前頭前野」は、記憶・判断・感情の調節などをつかさどり、人間らしく生きるために不可欠な組織となっている。

最新の脳科学では、単純な計算や簡単な文字を扱う問題を速く解いたり、音読をしたりすることが、脳の前頭葉を鍛えるのに有効であると確かめられている。

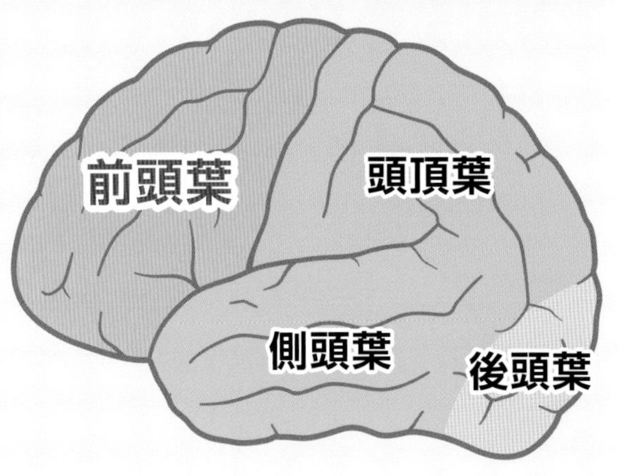

私自身も、朝の脳磨きの習慣を続けています。論文を読んだり書いたりするのは、いつも朝の時間帯。午後と比較すると、格段に能率が上がることを実感しています。

朝食・歯磨き・音読を毎朝の習慣にしよう

朝の脳磨き習慣で、おすすめしたいものが3つあります。

第1の脳磨きは「しっかりと朝食をとること」。脳に必要なエネルギーを補給でき、前頭前野の働きが高まります。

主食はパンよりもご飯がおすすめ。私たちのグループでは、朝食の主食がご飯の人と、パンの人に分けて脳を比較研究しました。その結果、パン食の人に比べて、ご飯食の人は脳の灰白質（脳の神経細胞が集まっている場所）の体積が多く、知能も高いことがわかったのです（左㌻のグラフ参照）。

これは、パンに比べてご飯のほうが食後の血糖値の上昇が緩やかで、長く脳のエネルギーとして消費されるためだと考えられます。

第2の脳磨きは「歯磨きをしっかり行うこと」。

しっかり噛むことができれば、その刺激は脳に伝わり、脳内の血流が増加。前頭前野の働きが活性化し、認知機能の維持にも役立ちます。

朝に限らず、毎食後、きちんと歯を磨く習慣をつけましょう。

第3の脳磨きは「本や新聞などを声に出して読む音読」です。

黙読でも脳は活性化しますが、音読をすると脳のより多くの場所が活発に働き出し、記憶力などの認知機能が高まることがわかっています。私たちの研究では、音読を行えば大脳の約70％の神経細胞が活性化することが確認されました。

実際、音読によって認知症が回復した例も少なくありません。例えば、98歳の軽度のアルツハイマー病の女性は、自分が誰かさえもわからない状態でしたが、１年間、音読を中心にした学習療法を続けたところ、認知機能が大幅にアップしました。

音読する文章はどんなものでもかまいませんが、自分がおもしろく感じるものが長続きします。新聞のコラムや社説なども、手軽に音読ができるのでおすすめです。

朝食・歯磨き・音読と、朝の脳磨きを習慣にすれば、記憶力や思考力などの認知機能の改善も大いに期待できます。認知症を寄せつけないためにも、朝の脳磨きをぜひ実践してください。

本書のドリルの実践で認知機能をつかさどる「前頭前野」の血流が増え、記憶力や判断力アップに有効と判明しました

人間らしく生きるには前頭前野が大事な存在

前のページで紹介した「朝の脳磨き習慣」は、脳の若返り効果が期待できます。それに加え、本書に収録した脳ドリルの計算や漢字などの問題も、朝に実践することで、脳はがぜん冴えてくるのです。

脳の認知機能をつかさどっているのが、大脳の前頭葉にある前頭前野です。認知機能とは、思考や判断、記憶、意欲、計算、想像など高度な脳の活動のこと。人間が人間らしく生きるためには、前頭前野が最も大事な存在といえます。

人間と動物を比較しても、前頭前野は大きく違ってきます。人間の前頭前野は大脳の約30%を占めていますが、動物の中で最も脳が大きいチンパンジーなどでも7～10%ほど。人間の前頭前野がいかに大きいかが、よくわかります。

脳のほとんどの機能は加齢とともに低下し、認知機能も例外ではありません。人間らしい生活を送るためには、認知機能をつかさどる前頭前野を鍛え、活性化することが重要です。

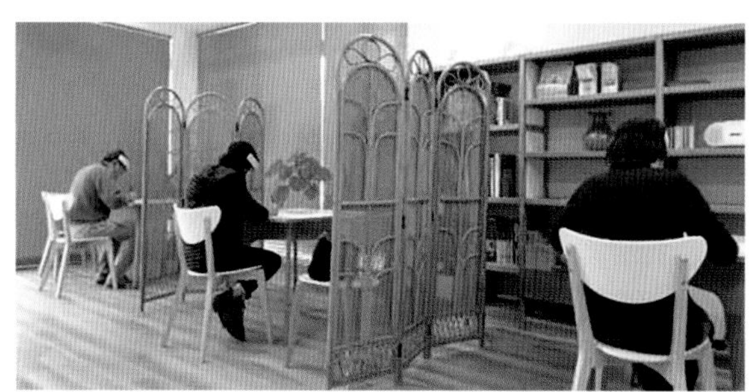

NIRSを使用した本書ドリルの試験のようす

●トポグラフィ画像（脳血流測定）

安静時

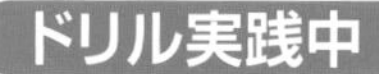

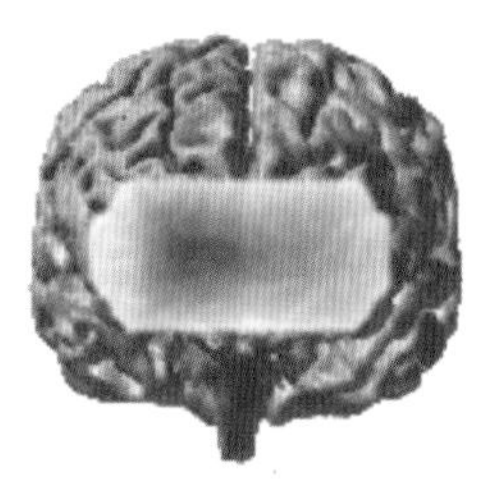

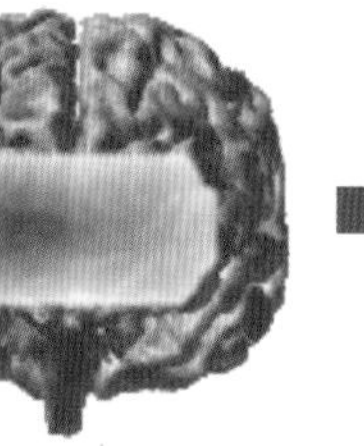

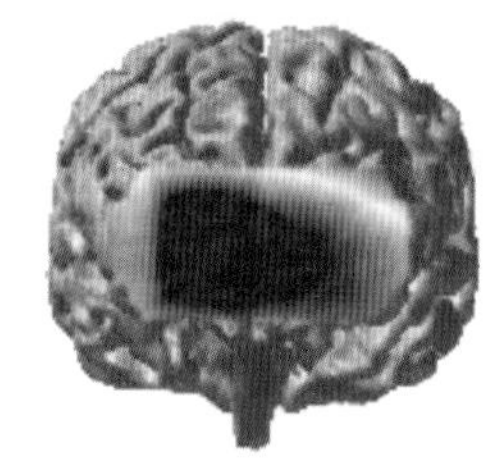

ドリルを実践する前の前頭前野の血流

赤い部分は脳の血流を表している。ドリルの試験中に血流が向上した

目に見えない脳の働きを計測するのはなかなか難しいのですが、「NIRS（近赤外分光分析法）」という方法で、前頭前野の活性化度を調べることができます。

NIRSは、太陽光にも含まれる光を使って前頭前野の血流を測定できる機器です。前頭前野の血流が増えていれば、脳が活性化している証拠。逆に血流が変わらなければ、活性化していないことになります。

全33種類の脳ドリルで脳の血流が促進した

私たちは、脳ドリルによって前頭前野が活性化するのかどうか、NIRSを使って実際に調べてみました。

試験は2020年12月、新型コロナウイルスの感染対策を十分に行ったうえで実施しました。対象者は60～70代の男女40人です。全員、脳の状態は健康そのもので、脳出血や脳梗塞（こうそく）など、脳の病気の既往症はありません。

試験に参加していただいた方には「漢字」「計算」「言葉」「論理」「知識」「記憶」「変わ

●ドリル種類別の脳活動

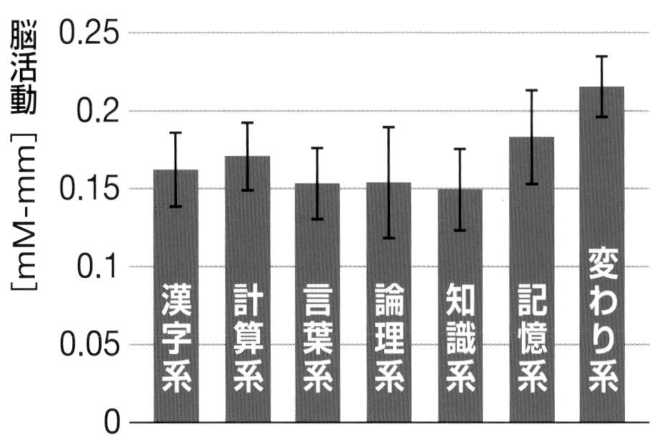

出典：系統別の有意差「脳血流量を活用した脳トレドリルの評価」より

●漢字系ドリルの脳活動

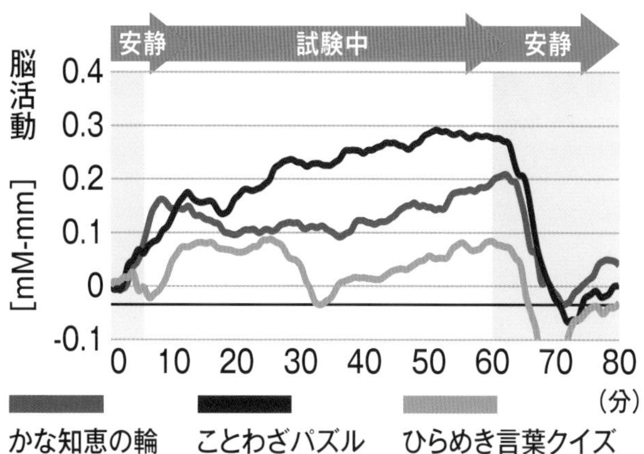

出典：漢字系ドリルの脳活動「脳血流量を活用した脳トレドリルの評価」より

り系」の７系統、計33種類の脳ドリルを解いていただきました。

飽きてしまっては意味がないので、脳ドリルはどれも楽しく解けるものばかりです。

例えば、「時代劇間違い探し」や「ことわざ百人一首」「チラリ四字熟語」など、脳ドリルのタイトルを見ただけでも、ワクワクしてきませんか。実は、脳ドリルを楽しく解くというのも、前頭前野を活性化させる大事な要素なのです。

試験では、全33種類の脳ドリルを分担し、１人当たり15種類の問題を解いてもらいました。その結果、すべての脳ドリルが、安静時と比較して、前頭前野の血流をアップさせることがわかりました。そのうち27種は、顕著に血流が増加しました。

つまり「漢字」「計算」「言葉」「論理」「知識」「記憶」「変わり系」のすべての脳ドリルで、前頭前野を活性化でき、記憶力や判断力のアップに役立つことがわかったのです。

前頭前野を元気にする漢字パズルは朝に実践

本書には、試験で検証したものと同種のドリルの中から、漢字系のパズル問題を厳選して収録しています。

朝の脳磨き習慣の１つとして、漢字パズルを積極的に取り入れることをおすすめします。朝は、脳が最も働く時間帯。その時間帯に実践すると、脳はぐんぐん若返ってくるはずです。

漢字パズルを行うさいのコツは、制限時間内にできるだけ速く解くこと。速く解かなければいけないというプレッシャーが、前頭前野によい刺激を与えるからです。

もう１つ、わからないからといって、時間をかけすぎるのはよくありません。わかるまで考えるより、多くの問題をスピーディーにこなすことを心がけてください。たとえ間違っていたり、わからなかったりしても、素早く答えていくことで脳の血流は増加し、前頭前野も活性化するのです。

また、脳はとても飽きっぽいところがあります。毎日、同じ種類の問題ばかり解くのはいただけません。

本書は、600問を超える漢字パズルを収録しています。

毎朝、違った種類の漢字パズルを解くことで新しい刺激がもたらされ、脳のさらなる活性化が期待できます。

脳の機能は年齢とともに衰えてきますが、いくつになっても鍛え直すことができます。朝の脳磨きで漢字パズルを習慣にすれば、脳はいきいきと働くようになってきます。

毎日脳活 スペシャル 漢字脳活ひらめきパズルの効果を高めるポイント

ポイント1 毎日続けることが大切

「継続は力なり」という言葉がありますが、漢字ドリルは毎日実践することで、脳が活性化していきます。2～3日に1度など、たまにやる程度では効果は現れません。また、続けていても途中でやめると、せっかく若返った脳がもとに戻ってしまいます。毎日の日課として、習慣化するのが、脳を元気にするコツだと心得てください。

ポイント2 1日2ページ、朝食後の午前中に

1日のうちで脳が最も働くのが午前中です。できるかぎり、午前中に取り組みましょう。一度に多くの漢字ドリルをやる必要はなく、1日2㌻でOK。短い時間で集中して全力を出し切ることで、脳の機能は向上していくのです。また、空腹の状態では、脳はエネルギー不足。朝ご飯をしっかり食べてから行いましょう。

ポイント3 できるかぎり静かな環境で

静かな環境で取り組むことがポイントです。集中しやすく、脳の働きもよくなります。テレビを見ながらや、ラジオや音楽を聴きながらやっても、集中できずに脳を鍛えられないことがわかっています。周囲が騒がしくて気が散る場合は、耳栓を使うといいでしょう。

ポイント4 制限時間を設けるなど目標を決めて取り組む

目標を決めると、やる気が出てきます。本書では、年代別に制限時間を設けていますが、それより少し短いタイムを目標にするのもいいでしょう。解く速度を落とさずに、正解率を高めていくのもおすすめです。1ヵ月間連続して実践するのも、立派な目標です。目標を達成したら、自分にご褒美をあげると、さらに意欲も出てきます。

ポイント5 家族や友人といっしょに実践する

家族や友人といっしょに取り組むのもおすすめです。競争するなどゲーム感覚で実践すると、さらに楽しくなるはずです。何よりも、「脳を鍛える」という同じ目的を持つ仲間と実践することは、とてもやりがいがあります。漢字ドリルの後、お茶でも飲みながらコミュニケーションを取ることも、脳の若返りに役立つはずです。

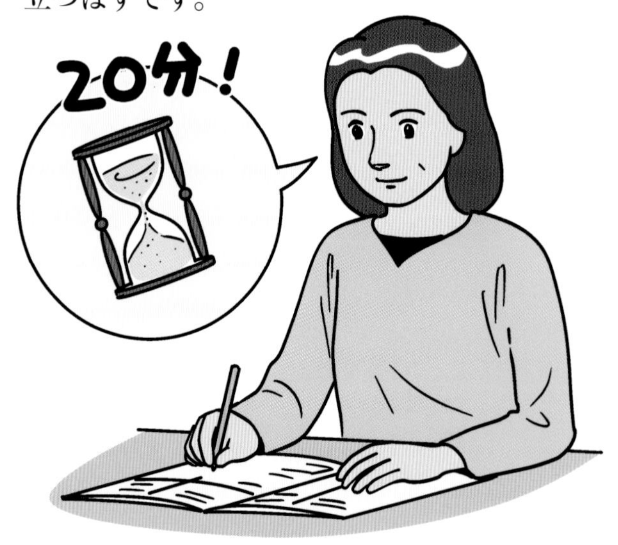

とにかく楽しい厳選問題！

大人気脳トレ「漢字パズル」15

記憶力・認知力アップ

問題を手がかりに一時的に覚える「短期記憶」と子供のころに習った漢字など「思い出す力」を鍛えます。

2・17日目 **打ち消し漢字ドリル**
7・22日目 **言葉かくれんぼ**
10・25日目 **並べ替え熟語探し**
13・28日目 **熟語駅伝**

熟語駅伝

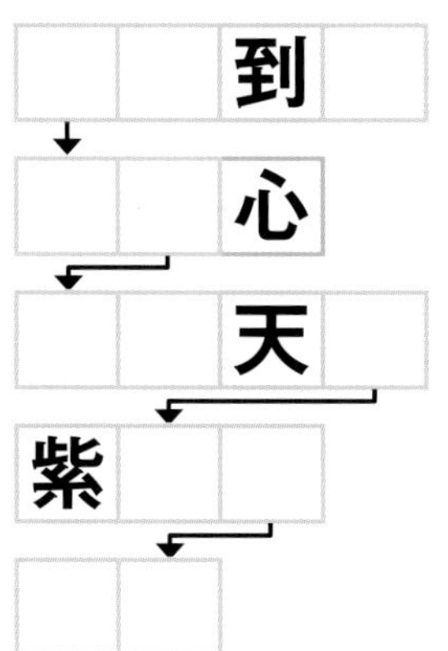

注意力・集中力アップ

指示どおりの文字を探したり、浮かび上がった図形から文字を読み取ったりするなど、注意力・集中力が磨かれます。

1・16日目 **うず巻き熟語しりとり**
5・20日目 **漢字スケルトン**
8・23日目 **漢字画数間違い探し**
14・29日目 **二字熟語足し算**

漢字画数間違い探し

1 5画の漢字
丘・世・止・井・代
□は□画

2 6画の漢字
両・目・伊・会・兆
□は□画

3 7画の漢字
並・串・位・判・児
□は□画

4 8画の漢字
京・具・参・佳・乗
□は□画

直感力アップ

知識や経験を総動員して、素早く決断を下したり行動に移したりする力が身につきます。

4・19日目 **誤字から四字熟語**
11・26日目 **ズバリ熟語**
15・30日目 **漢字ジグザグクロス**

誤字から四字熟語

1 答え□□□□
ア 千脚万来
イ 号雪地帯
ウ 紙風銭
エ 中果料理

2 答え□□□□
ア 佐我県
イ 樋口一様
ウ 行政諸士
エ 永念勤続

3 答え□□□□
ア 川端安成
イ 保建体育
ウ 段捨離
エ 集団検珍

4 答え□□□□
ア 不銅明王
イ 伸出鬼没
ウ 計済大国
エ 雲転手

5 答え□□□□
ア 高速通路
イ 無者修行
ウ 賛否双論
エ 君明開化

6 答え□□□□
ア 一力両断
イ 急転落下
ウ 全身赴任
エ 四捨五人

思考力・想起力アップ

論理的に考える問題や推理しながら答えを導く問題で、考える力を磨き、頭の回転力アップが期待できます。

3・18日目 **漢字熟語しりとり**
6・21日目 **漢字セレクト**
9・24日目 **漢字結びドリル**
12・27日目 **熟語知恵の輪**

漢字セレクト

1 やり方が荒っぽい　答え□□
2 物にさえぎられて見えない範囲　答え□□
3 住む家を変えること　答え□□
4 特に優れていること　答え□□
5 人に知らせず隠しておく　答え□□
8 実際の姿　答え□□
9 男と女が夫婦になること　答え□□
10 そのとおりであると認める　答え□□
11 小説や劇などを書く人　答え□□
12 素直でけがれのない心　答え□□

1 日目

うず巻き熟語しりとり

実践日　月　日

難易度5★★★★★

うず巻き状に並んだ〇の中に、前後が同じ漢字の二字熟語、三字熟語、四字熟語がしりとりのように並びます。リストから漢字を選び、空欄の丸を埋めてください。◎は熟語の最初と最後の漢字が入る部分です。

1 リスト　下 吹 壇 玉 筆 底 月 意 力 金

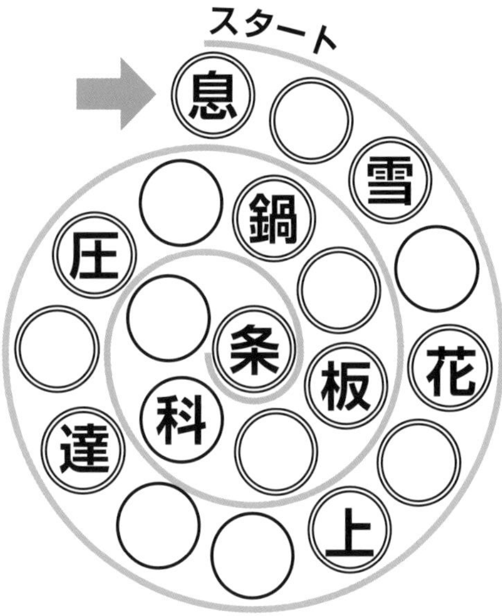

2 リスト　年 和 欠 定 林 防 学 候 続 調

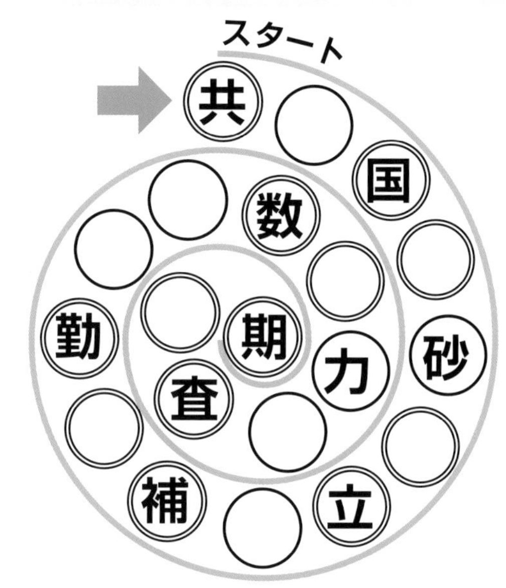

3 リスト　算 実 針 青 機 世 楽 健 大 食 体 才 学 時

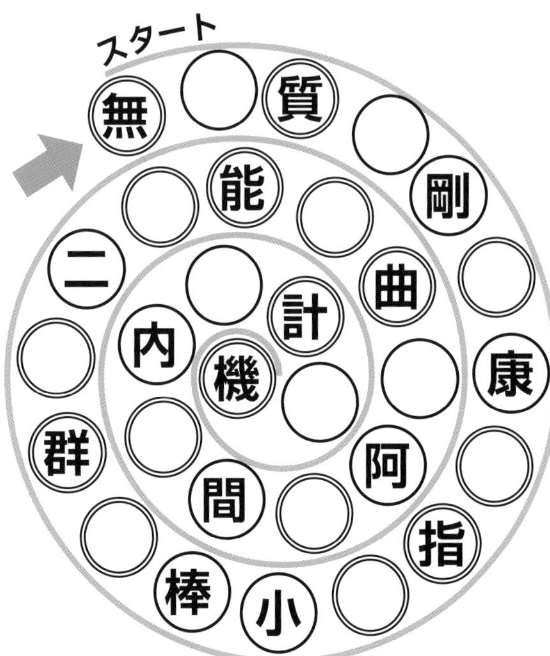

4 リスト　造 配 風 人 騎 来 千 接 喝 本 光 相 鳥 拍

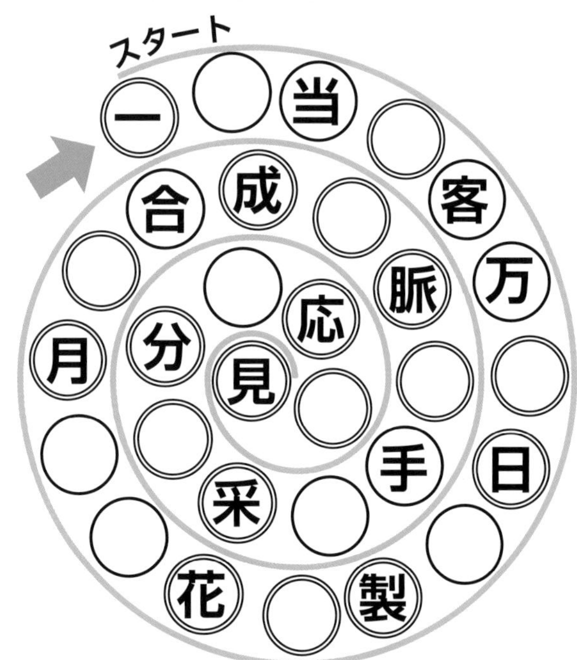

脳活ポイント

側頭葉を活性化！

解答欄がうず巻き状になっている中で熟語を並べるため、注意力の向上が期待できます。また、脳の言語中枢である側頭葉が活性化し、想像力や想起力も磨かれます。

50代まで	60代	70代以上
20分	35分	40分

正答数 ／8問

かかった時間 分

5 リスト 在 丁 躍 廻 線 目 車 転 実 面

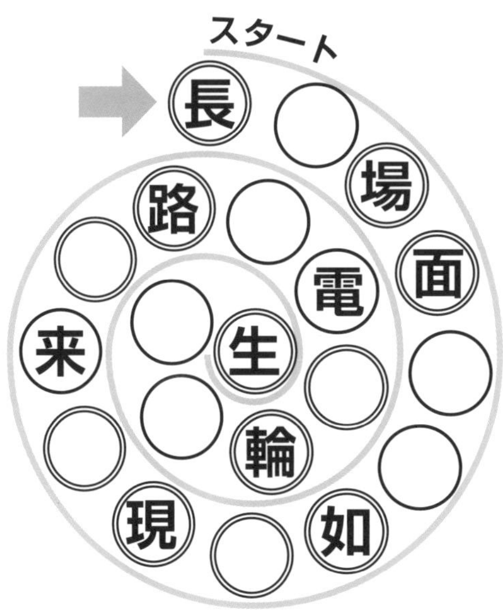

6 リスト 語 給 氷 大 花 断 対 害 月 眼

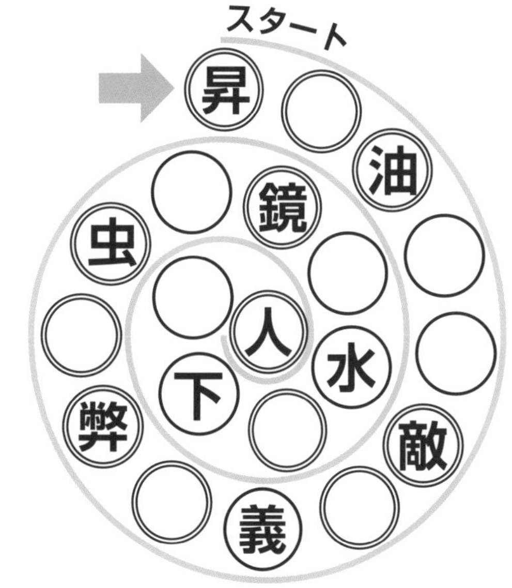

7 リスト 団 消 同 論 山 規 霧 想 豪 林 和 信 床 地

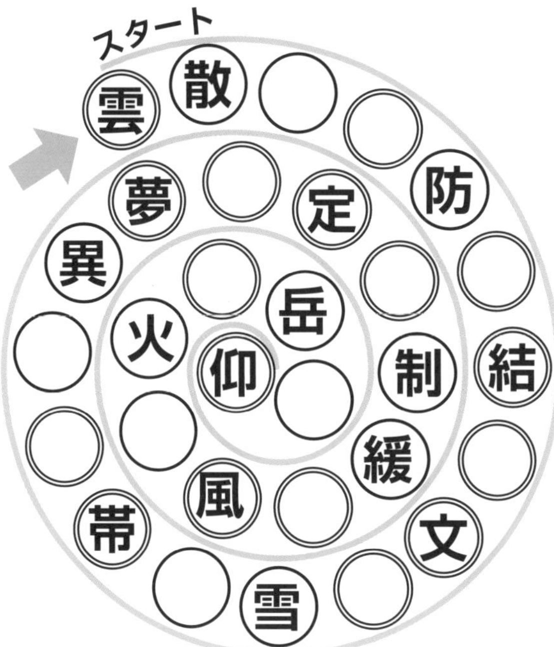

8 リスト 物 鬼 交 野 道 金 神 会 食 辞 船 落 義 品

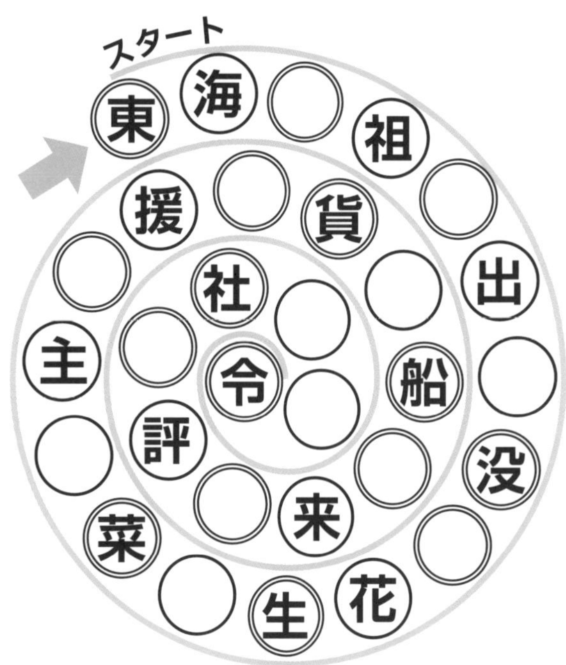

※解答は84ページをご覧ください

2 日目 打ち消し漢字ドリル

実践日

月　日

難易度④★★★★☆

「未・不・無・非」の４種の打ち消し漢字のどれか１つを使って、各問で示された熟語を答えてください。本ページの答えになるすべての漢字がリストに記されています。打ち消し漢字もリストにあります。

①～⑩のリスト

未 未 未 不 不 ＋ 味 可 課 熟 番 拓 験 避

無 無 無 非 非 　 税 治 経 意 開 音 期

① 静かで何も聞こえない状態のこと。

答え 無□

② 十分に成長していないこと。

答え □□

③ 病気がよくならないこと。

答え □□

④ いつ終わるかわからないこと。

答え □□

⑤ 主に24時間勤務の仕事で、休みの日のこと。

答え □□

⑥ どうやっても逃れられないこと。

答え □□□

⑦ 重要さや大切さがなく、つまらないこと。

答え □□□

⑧ 荒れ果てた大地であること。

答え □□□

⑨ 取り引き時に税金がかからないこと。

答え □□□

⑩ まだやったことがないこと。

答え □□□

解答 ①無音、②未熟、③不治、④無期、⑤非番、⑥不可避、⑦無意味、⑧未開拓、⑨非課税、⑩未経験

脳活ポイント

記憶力が自然に強くなる

打ち消しの熟語を思い出すドリルです。しゃべり言葉よりはニュースや新聞などでよく使われるでしょう。聞きなれない熟語も日常会話で使えば、記憶力が鍛えられます。このドリルをきっかけにしましょう。

目標時間

50代まで	60代	70代以上
20分	30分	40分

正答数　／20問

かかった時間　分

⑪～⑳のリスト

未 未 未 不 不 ＋ 益 一 解 年 知 行 決 売

無 無 非 非 非 　 成 品 寛 在 文 凡 容

⑪ 非常に優れていること。

答え

⑯ お金をぜんぜん持っていないこと。

答え

⑫ 得にならないこと。無駄なこと。

答え

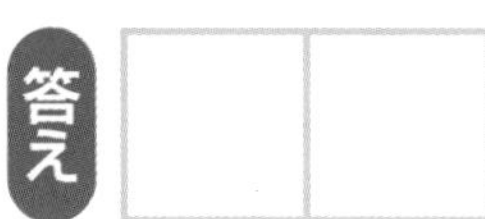

⑰ 結論や解答がまだ出ていないこと。

答え

⑬ まだ何もわかっていないこと。

答え 未

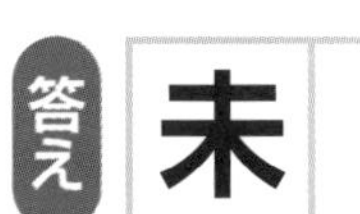

⑱ 心が狭く、他人を受け入れないこと。

答え

⑭ 社会の決まりなどに背く動き。

答え

⑲ サンプルや、特定の人に配るものなど。

答え 非

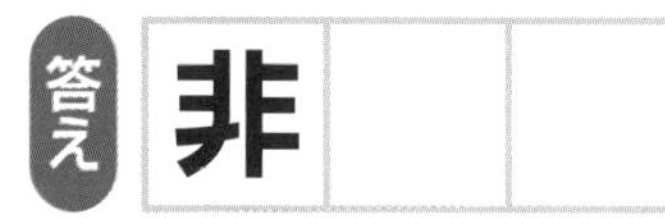

⑮ その場所にいないこと。

答え

⑳ 満20歳になっていない人のこと。

答え

解答 ⑪非凡、⑫無益、⑬未知、⑭非行、⑮不在、⑯無一文、⑰未解決、⑱不寛容、⑲非売品、⑳未成年

3日目 漢字熟語しりとり

難易度4★★★★☆

7つの漢字を使い、二字熟語をしりとりで作ります。できた二字熟語の右側の漢字が、次の二字熟語の左側の漢字になります。答えの最初と最後の漢字は1度しか使いません。うまくつながるように埋めてください。

①
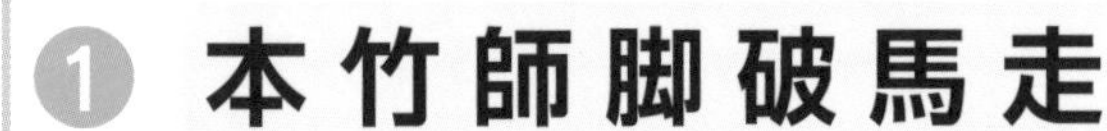

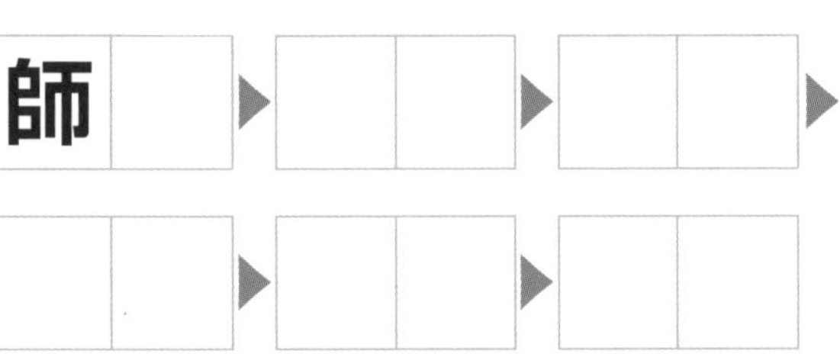

⑤
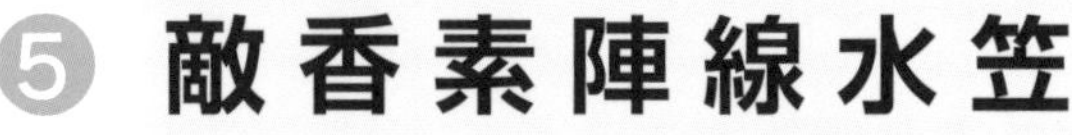

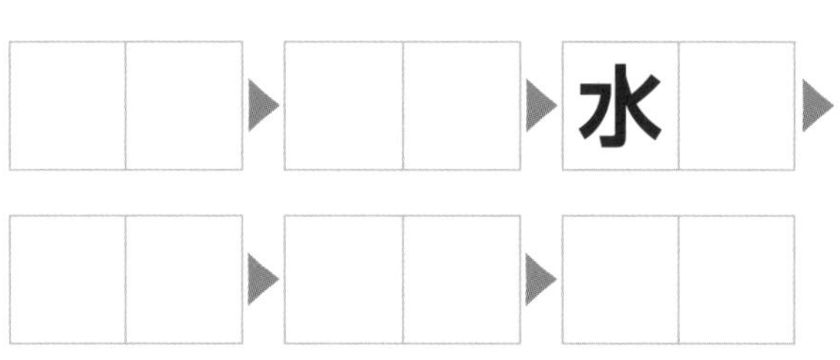

② 封 設 一 立 同 建 案

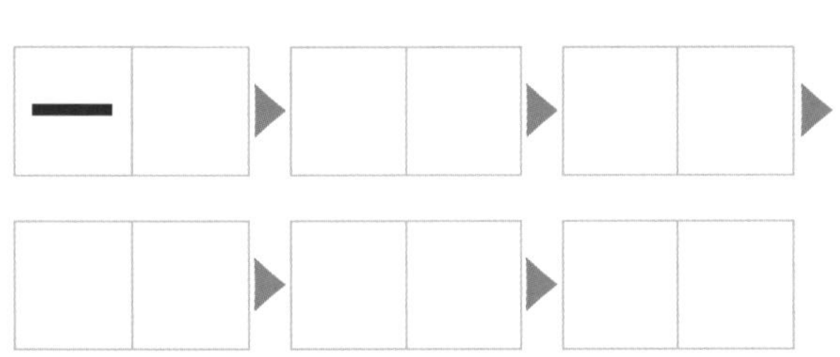

⑥
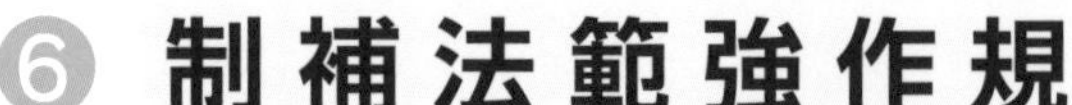

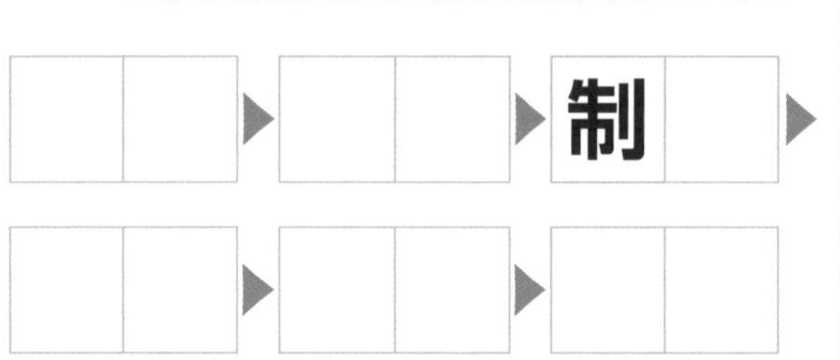

③ 学 親 標 懇 童 指 語

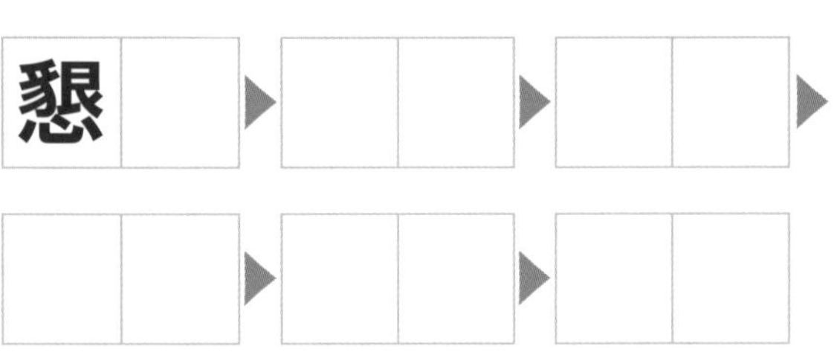

⑦ 降 棚 下 田 雨 舎 戸

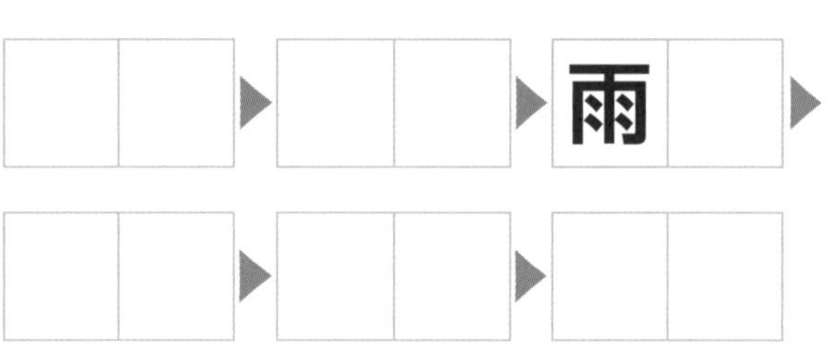

④ 理 紙 変 髪 改 型 調

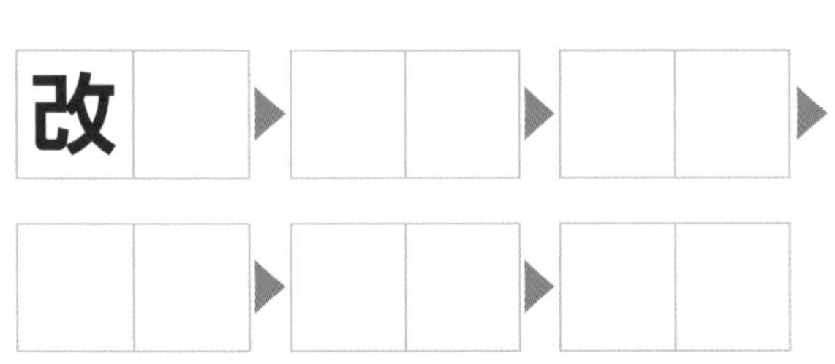

⑧ 能 地 技 面 意 倒 球

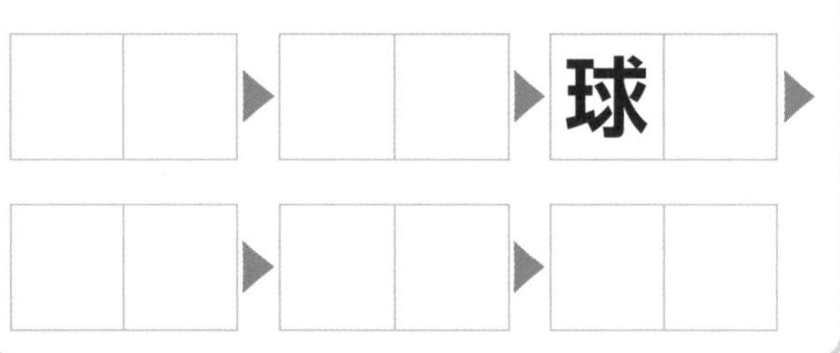

解答
①師走→走破→破竹→竹馬→馬脚→脚本、②一同→同封→封建→建設→設立→立案、
③懇親→親指→指標→標語→語学→学童、④改変→変調→調理→理髪→髪型→型紙、
⑤線香→香水→水素→素敵→敵陣→陣笠、⑥補強→強制→制作→作法→法規→規範、
⑦下降→降雨→雨戸→戸棚→棚田→田舎、⑧意地→地球→球技→技能→能面→面倒

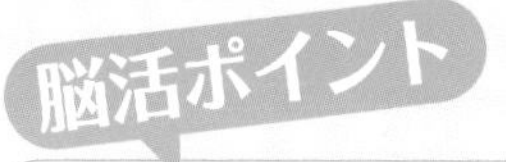

言語中枢を一段と磨く!

熟語をしりとりのようにつなげて並べることで、言語中枢である側頭葉を活性化させる効果が期待できます。また、想起力と洞察力、情報処理力も大いに鍛えられます。

50代まで	60代	70代以上
30分	45分	60分

正答数 ／16問　かかった時間 分

⑨ 商 便 行 用 船 利 件

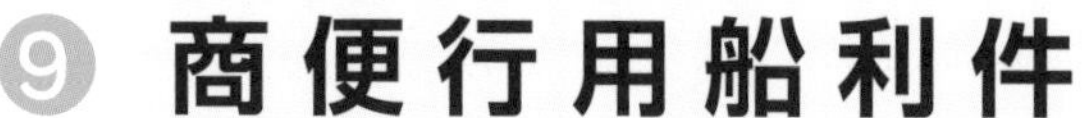

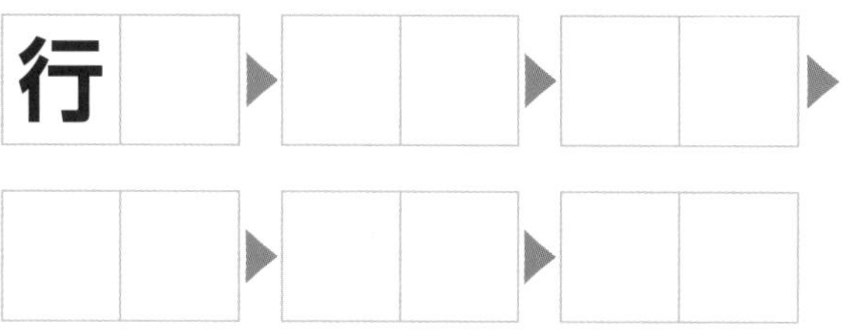

⑬ 報 越 急 超 冬 速 至

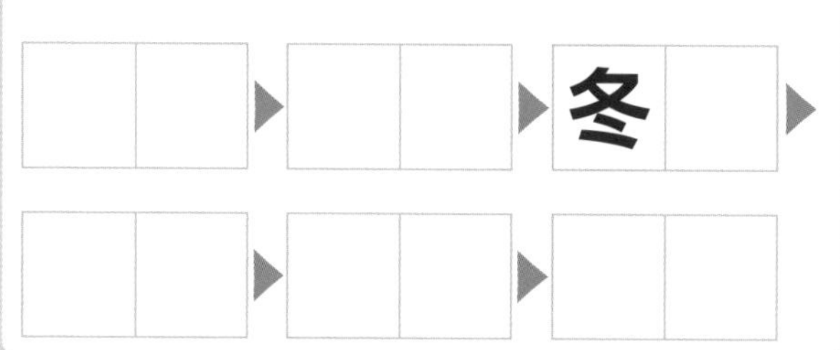

⑩ 熱 切 流 実 断 気 寸

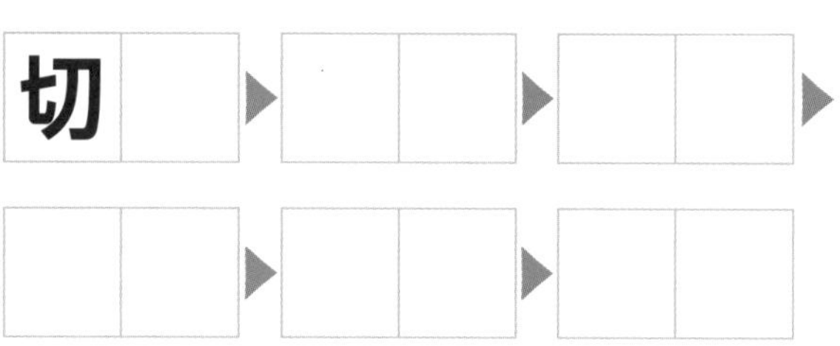

⑭ 武 猛 略 文 省 天 勇

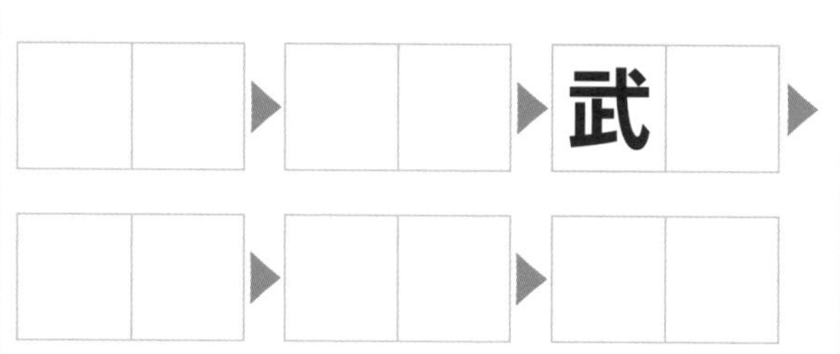

⑪ 先 出 美 優 甘 輩 男

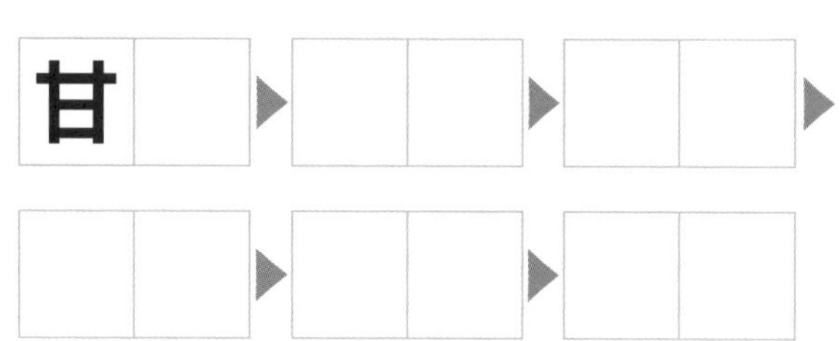

⑮ 金 別 表 属 年 現 性

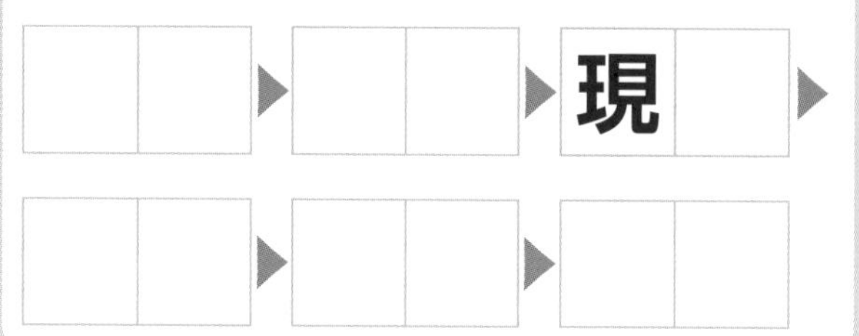

⑫ 限 退 期 任 逸 界 脱

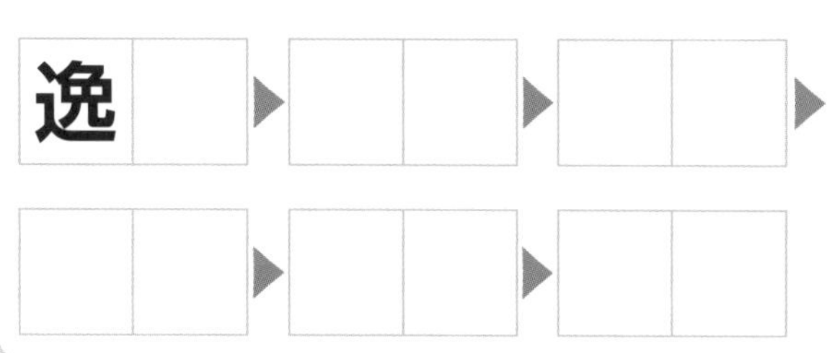

⑯ 得 線 目 取 注 点 頭

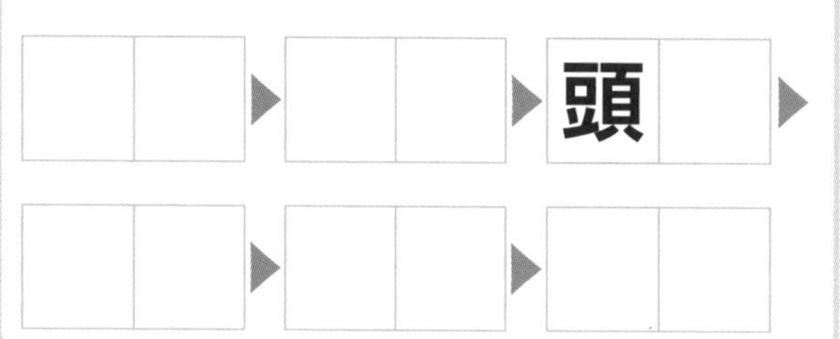

解答
⑨行商→商船→船便→便利→利用→用件、⑩切実→実寸→寸断→断熱→熱気→気流、
⑪甘美→美男→男優→優先→先輩→輩出、⑫逸脱→脱退→退任→任期→期限→限界、
⑬超越→越冬→冬至→至急→急速→速報、⑭天文→文武→武勇→勇猛→猛省→省略、
⑮年表→表現→現金→金属→属性→性別、⑯注目→目頭→頭取→取得→得点→点線

4日目 誤字から四字熟語

実践日

月　　日

難易度5★★★★★

㋐～㋓の言葉には１ヵ所ずつ、間違いがあります。そこを○で囲み、正しい漢字を右のマスに書きます。４つの漢字を並べ替えてできる言葉を書いてください。四字熟語が合えば正解とします。

1

答え

㋐千脚万来

㋑号雪地帯

㋒紙風銭

㋓中果料理

2

答え

㋐佐我県

㋑樋口一様

㋒行政諸士

㋓永念勤続

3

答え

㋐川端安成

㋑保建体育

㋒段捨離

㋓集団検珍

4

答え

㋐不銅明王

㋑伸出鬼没

㋒計済大国

㋓雲転手

5

答え

㋐高速通路

㋑無者修行

㋒賛否双論

㋓君明開化

6

答え

㋐一力両断

㋑急転落下

㋒全身赴任

㋓四捨五人

7

答え

㋐天下一本

㋑公明良大

㋒八面美人

㋓動儀作法

8

答え

㋐問当無用

㋑容意周到

㋒空中分界

㋓高額市幣

9

答え

㋐無末乾燥

㋑一後一会

㋒年齢制根

㋓信商必罰

解答　❶豪華客船(脚→客・号→豪・銭→船・果→華)、❷年賀葉書(我→賀・様→葉・諸→書・念→年)、❸健康診断(安→康・建→健・段→断・珍→診)、❹運動神経(銅→動・伸→神・計→経・雲→運)、❺文武両道(通→道・無→武・双→両・君→文)、❻単刀直入(力→刀・落→直・全→単・人→入)、❼品行方正(本→品・良→正・面→方・動→行)、❽解答用紙(当→答・容→用・界→解・市→紙)、❾賞味期限(未→味・後→期・根→限・商→賞)

脳活ポイント

ピンとくる直感力が磨かれる

四字熟語の間違い探しです。問題を続けて解いていくうちにおかしいところがどこなのか、すぐにピンとくるようになってきます。同時に記憶力も養われるので、日常の見落としやうっかりミスが減ります。

目標時間

50代まで	60代	70代以上
30分	40分	50分

正答数　／18問

かかった時間　分

⑩

答え □□□□

㋐ 足利尊民 □
㋑ 医食同原 □
㋒ 国話辞典 □
㋓ 農作仏 □

⑪

答え □□□□

㋐ 我竜点睛 □
㋑ 創意五夫 □
㋒ 世界地田 □
㋓ 二毛策 □

⑫

答え □□□□

㋐ 四各四面 □
㋑ 約束手型 □
㋒ 四度笠 □
㋓ 公生証書 □

⑬

答え □□□□

㋐ 背代交代 □
㋑ 隔世胃伝 □
㋒ 財参分与 □
㋓ 境介線 □

⑭

答え □□□□

㋐ 三面紀事 □
㋑ 形態模射 □
㋒ 信実一路 □
㋓ 一面発起 □

⑮

答え □□□□

㋐ 北斗七成 □
㋑ 相続法棄 □
㋒ 運走会社 □
㋓ 正当防栄 □

⑯

答え □□□□

㋐ 富酷強兵 □
㋑ 不可思諸 □
㋒ 学級委貝 □
㋓ 株主総買 □

⑰

答え □□□□

㋐ 極薬浄土 □
㋑ 均銀財宝 □
㋒ 大機晩成 □
㋓ 毛細血官 □

⑱

答え □□□□

㋐ 血液検差 □
㋑ 一致団給 □
㋒ 因課応報 □
㋓ 栄養失腸 □

解答　⑩源氏物語(民→氏・原→源・話→語・仏→物)、⑪図画工作(我→画・五→工・田→図・策→作)、⑫正三角形(各→角・型→形・四→三・生→正)、⑬世界遺産(背→世・胃→遺・参→産・介→界)、⑭記念写真(紀→記・射→写・信→真・面→念)、⑮衛星放送(成→星・法→放・走→送・栄→衛)、⑯国会議員(酷→国・諸→議・貝→員・買→会)、⑰金管楽器(薬→楽・均→金・機→器・官→管)、⑱調査結果(差→査・給→結・課→果・腸→調)

5日目 漢字スケルトン

実践日
月　日

難易度③★★★☆☆

各問のリストにある二字熟語、三字熟語、四字熟語が共通の漢字でそれぞれつながるように各問のマスに入れていってください。１つだけ余った熟語が答えになります。

① 答え

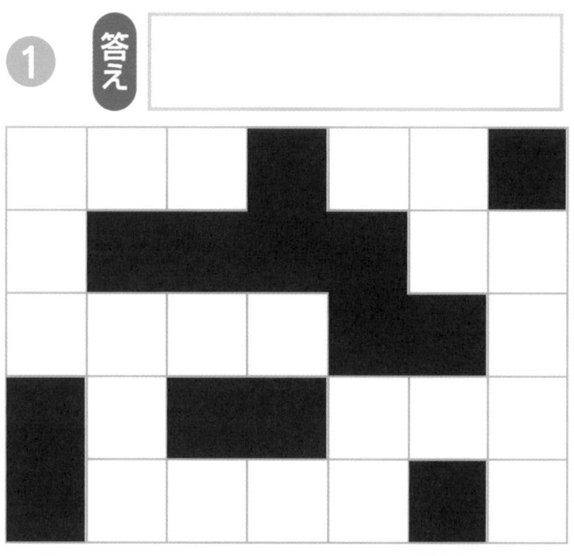

リスト
認識　曲芸　解禁　曲解
戯曲　鉄格子　鉄面皮
下水道　認知症　禁断症状
皮下脂肪　道路標識

② 答え

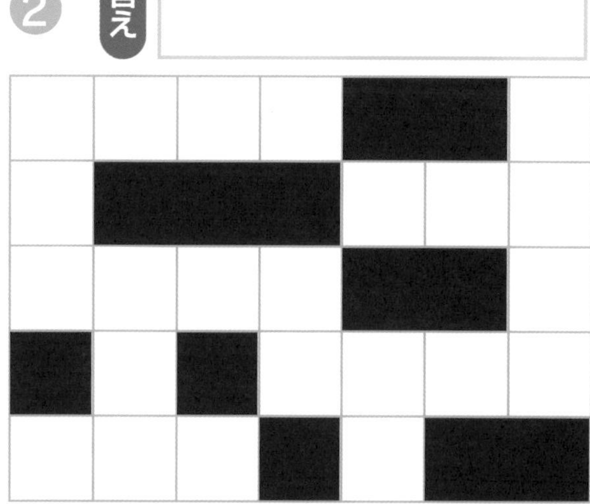

リスト
室内　政府　不可解　理性的
原材料　目的地　野良犬
原点回帰　和解交渉
料理教室　内政干渉

③ 答え

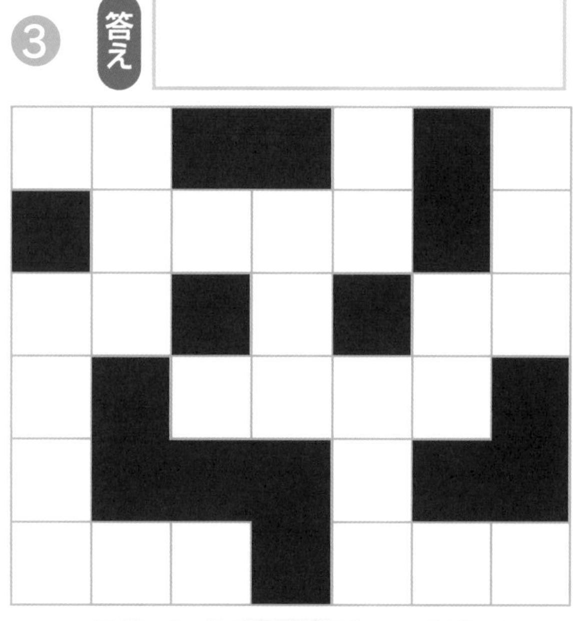

リスト
船旅　機先　検査　立法
検診　手相　等身大　旅行先
細胞診　調度品　作業場
品川区　行儀作法　機会均等
市場調査

④ 答え

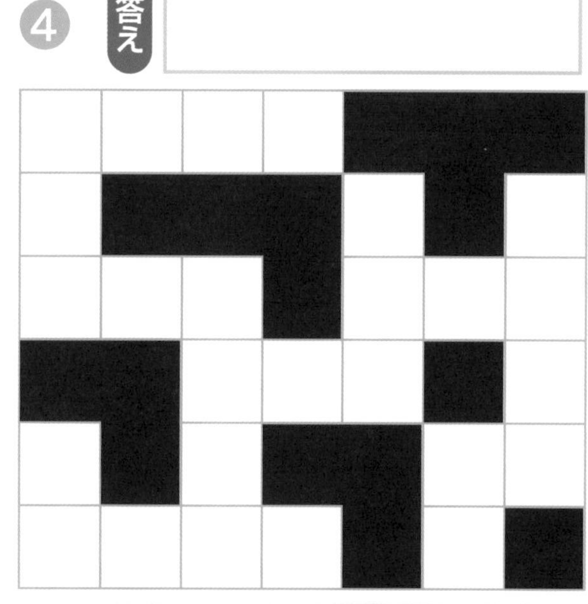

リスト
午後　模型　模様　野球
大学生　苦労人　労働者
宇宙人　生意気　気宇壮大
大器晩成　三者三様
後生大事

脳活ポイント

注意力と想起力を鍛える

リストにある熟語をクロスワード風に当てはめていくため、注意力が大いに鍛えられます。また、想起力や推理力、語彙力の鍛錬にも役立つことが期待できます。

目標時間

50代まで	60代	70代以上
20分	30分	40分

正答数　／8問

かかった時間　分

⑤ 答え

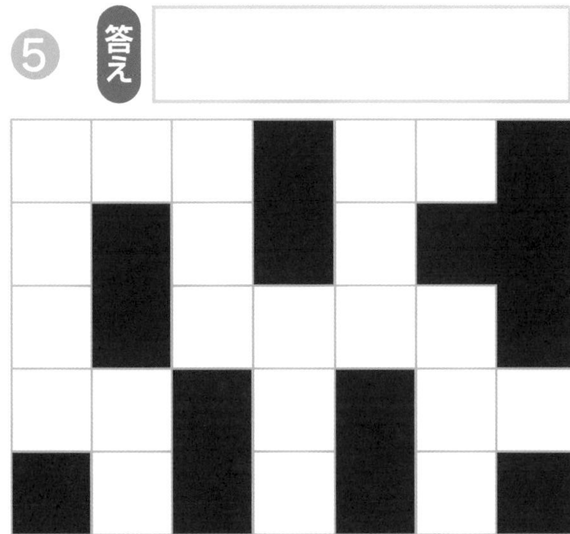

リスト
数学　旧暦　日光　光線
旧正月　青写真　真夏日
進化論　歩数計　青息吐息
日進月歩　青天白日

⑥ 答え

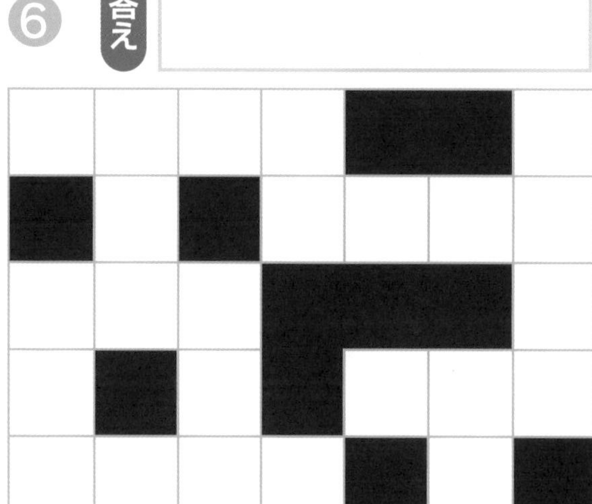

リスト
議会　手足　歩行者　不所存
保健室　空手形　食事時
保存食　市松人形　室町時代
会津若松　七不思議

⑦ 答え

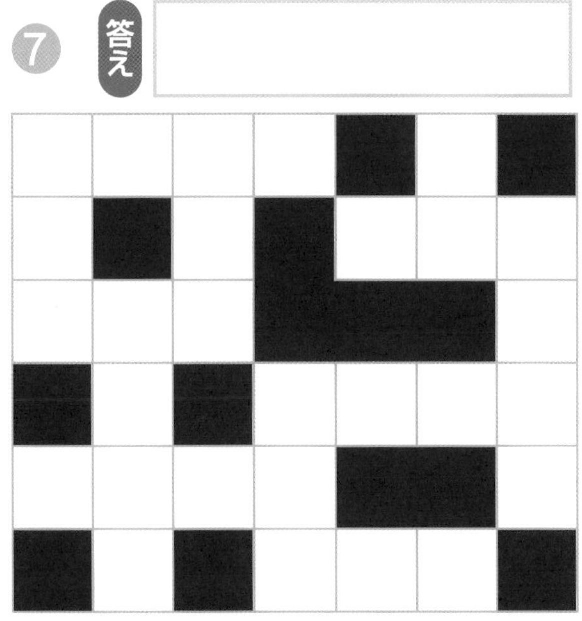

リスト
紅組　精白米　分度器
番組表　物理学　米相場
特産物　国際学　亭主関白
表裏一体　特別国会
精神統一　理想主義

⑧ 答え

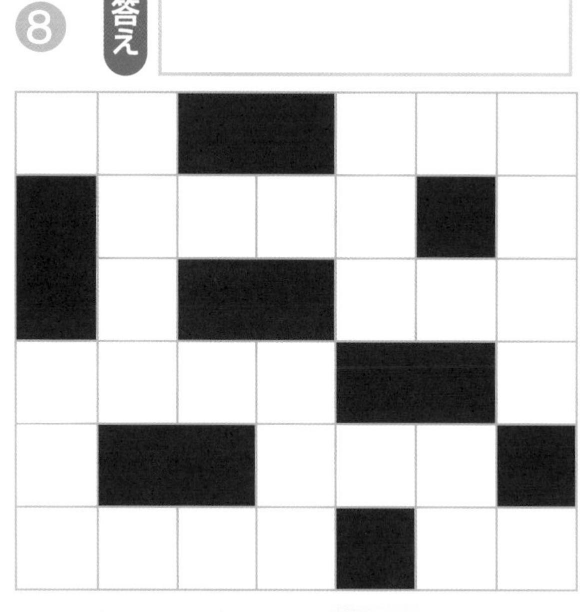

リスト
評価　違反　書評　曲芸団
供述書　乾電池　曲線美
美容食　子供会　雪月花
雪見障子　対向車線　団体食事
反対意見　花火大会

※解答は84～85ページをご覧ください

6日目 漢字セレクト

実践日

月　日

難易度5★★★★★

各問には、ある二字熟語の説明が書かれています。その二字熟語が何かを答えてください。このドリルで答えに用いる漢字は、下記のリストの中にすべてあります。２度使うものやダミーの漢字はありません。

①やり方が荒っぽい

答え

②物にさえぎられて見えない範囲

答え

③住む家を変えること

答え

④特に優れていること

答え

⑤人に知らせず隠しておく

答え

⑥特定の仕事や役目を受け持つ

答え

⑦立派な手柄

答え

⑧実際の姿

答え

⑨男と女が夫婦になること

答え

⑩そのとおりであると認める

答え

⑪小説や劇などを書く人

答え

⑫素直でけがれのない心

答え

⑬立春の前日の2月3日に豆をまく

答え

⑭おなかの力

答え

①～⑭のリスト

当	純	角	腹	転	肯	乱	節	績	暴
筋	屈	作	正	結	功	家	秘	婚	体
指	情	死	担	定	分	密	居		

解答　①乱暴、②死角、③転居、④屈指、⑤秘密、⑥担当、⑦功績、⑧正体、⑨結婚、⑩肯定、⑪作家、⑫純情、⑬節分、⑭腹筋

脳活ポイント

思考力や洞察力を強化！

各問の説明文から、それがどんな二字熟語かを推理する過程で思考力や洞察力が大いに強化されます。同時に、二字熟語を思い出し、解答するための想起力や言語力もアップします。

目標時間

50代まで	60代	70代以上
20分	30分	40分

正答数　／28問　かかった時間　分

⑮ 倉庫にある品物

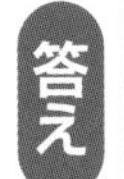

⑯ とばっちり

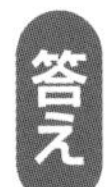

⑰ きれいにする

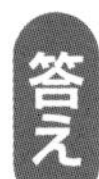

⑱ 後ろからぶつかる

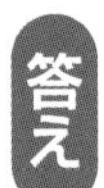

⑲ 一定の範囲の場所

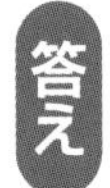

⑳ たくさんの人がいる状況

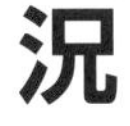

㉑ 国を安定させること

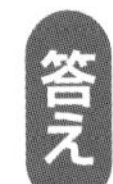

㉒ やるべき務め

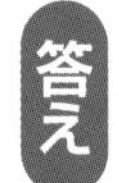

㉓ 物事に対する真剣な気持ち

㉔ 輝かしい名誉

㉕ ただ

答え

㉖ 建物の天井

㉗ 座敷わらしや河童

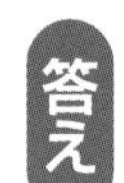

㉘ 魚や貝を捕る仕事をする人

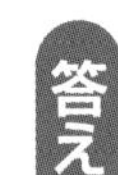
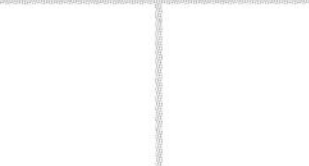

⑮〜㉘のリスト

無	役	余	屋	突	料	妖	光	庫	栄
怪	化	統	波	熱	師	在	美	目	地
治	意	漁	雑	追	域	根	混		

解答 ⑮在庫、⑯余波、⑰美化、⑱追突、⑲地域、⑳混雑、㉑統治
㉒役目、㉓熱意、㉔栄光、㉕無料、㉖屋根、㉗妖怪、㉘漁師

7日目 言葉かくれんぼ

実践日

月　日

難易度 4 ★★★★☆

大きさや向きの異なる2字～4字の言葉がたくさん書かれた図を見て、各問に答えてください。答えは、図の熟語から探して、指定された個数分を解答欄に書きましょう。それぞれのページごとに答えてください。

通知表　一寸法師　真面目　唐辛子　大体
清水寺　織田信長　時計　開口一番
家庭訪問　伊勢神宮　観測
環状線　大安吉日
渡月橋　指針　通天閣　握力　北原白秋　東大寺
緩急自在　無駄足　白菜　花火

1 日本の昔話を示す言葉１つは何？

答え

2 食べ物を示す言葉2つは何と何？

答え

3 縁起がいい日を示す言葉１つは何？

答え

4 読み方が「かん」で始まる言葉2つは何と何？

答え

5 京都府に深くかかわる言葉2つは何と何？

答え

6 体の部位を示す言葉が入った熟語４つは何と何と何と何？

答え

7 小学校に深くかかわる言葉2つは何と何？

答え

8 反対から読むと「生糸」になる熟語１つは何？

答え

解答 ❶一寸法師、❷白菜・唐辛子、❸大安吉日、❹環状線・緩急自在、❺渡月橋・清水寺、❻開口一番・真面目・指針・無駄足、❼家庭訪問・通知表、❽吐息

目標時間

50代まで	60代	70代以上
15分	20分	25分

正答数　　　　　　かかった時間

／16問　　　　分

脳活ポイント

頭頂葉が鍛えられ認知力が向上!

図に書かれている熟語は大きさ・向き・書体がすべてバラバラなので、それぞれを識別するさいに、物の形を認識する頭頂葉が特に鍛えられます。認知力の向上に大いに役立ちます。

⑨ 会計時にかかわる言葉１つは何?

答え

⑩ 家電を示す言葉2つは何と何?

答え

⑪ 文房具を示す言葉３つは何と何と何?

答え

⑫ 方角が入った言葉４つは何と何と何と何?

答え

⑬ 読み方が「かい」で終わる言葉３つは何と何と何?

答え

⑭ 同じ漢字を２回使った言葉2つは何と何?

答え

⑮ 先入観にとらわれた考え方や見方を示す言葉１つは何?

答え

⑯ 同じ意味を持つ言葉２つは何と何?

答え

解答 ⑨領収書、⑩洗濯機・冷蔵庫、⑪定規・鉛筆・分度器、⑫馬耳東風・西暦・南京錠・敗北、⑬読解・巡回・同窓会、⑭絶体絶命・正真正銘、⑮色眼鏡、⑯満員御礼・千客万来

8 日目 漢字画数間違い探し

実践日

月　日

難易度 4 ★★★★☆

各問、指定された画数の漢字を５つ並べようとしましたが、そのうちの１文字だけ違った画数の漢字になってしまいました。その漢字が何か、またその漢字の正しい画数を答えてください。

① ５画の漢字

丘・世・止・井・代

□ は □ 画

② ６画の漢字

両・目・伊・会・兆

□ は □ 画

③ ７画の漢字

並・串・位・判・児

□ は □ 画

④ ８画の漢字

京・具・参・佳・乗

□ は □ 画

⑤ ９画の漢字

信・勇・南・雨・哀

□ は □ 画

⑥ 10画の漢字

個・帰・風・准・姫

□ は □ 画

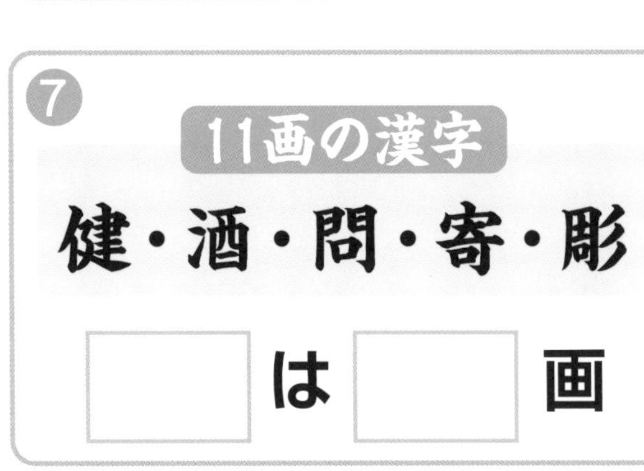

⑦ 11画の漢字

健・酒・問・寄・彫

□ は □ 画

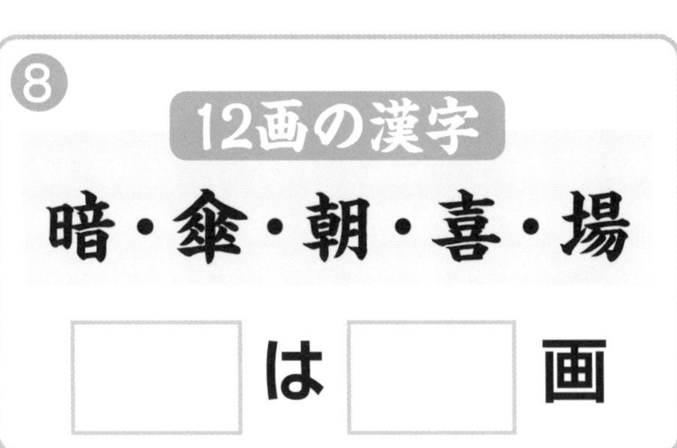

⑧ 12画の漢字

暗・傘・朝・喜・場

□ は □ 画

解答 ①止は４画、②目は５画、③並は８画、④乗は９画、⑤雨は８画、⑥風は９画、⑦酒は10画、⑧暗は13画

脳活ポイント

脳の司令塔を刺激！

間違いを探すことで「どこかおかしい」という直感が鋭く働き、脳の司令塔ともいえる前頭前野も刺激します。それに加え、注意力や推理力、想起力が大いに磨かれると考えられます。

目標時間

50代まで	60代	70代以上
20分	30分	40分

正答数　　／16問

かかった時間　　分

⑨ 5画の漢字

召・央・月・幼・冊

□は□画

⑩ 6画の漢字

伏・吸・企・糸・舎

□は□画

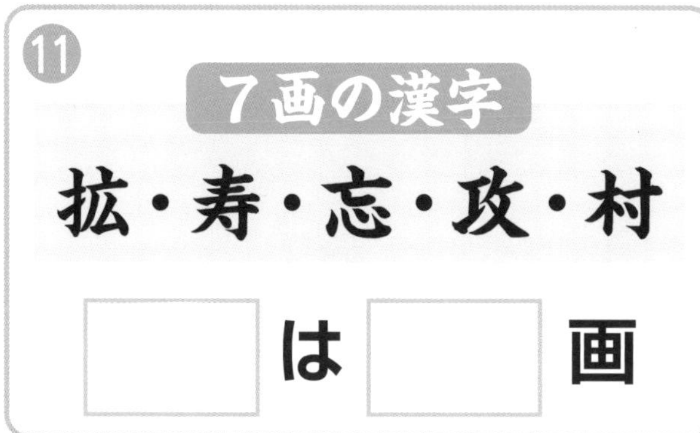

⑪ 7画の漢字

拡・寿・忘・攻・村

□は□画

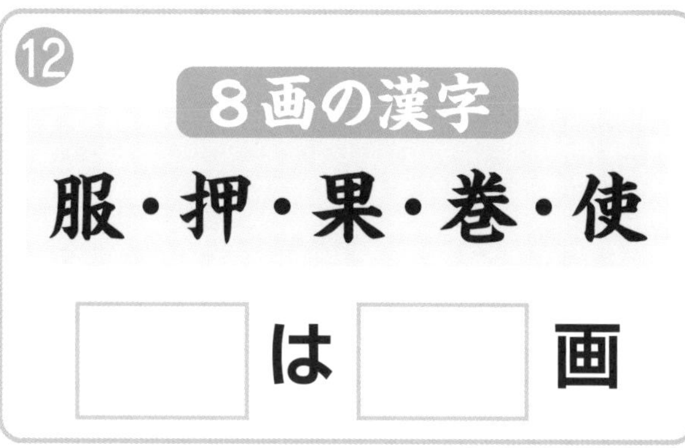

⑫ 8画の漢字

服・押・果・巻・使

□は□画

⑬ 9画の漢字

姻・怒・家・指・柔

□は□画

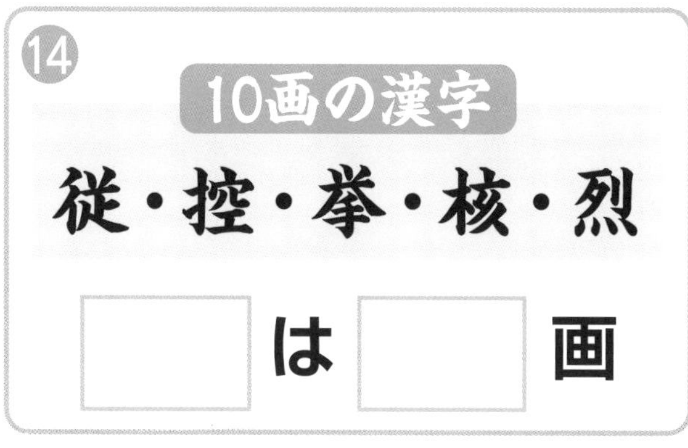

⑭ 10画の漢字

従・控・拳・核・烈

□は□画

⑮ 11画の漢字

理・眺・脳・塔・設

□は□画

⑯ 12画の漢字

嵐・帽・悲・腕・勧

□は□画

解答 ⑨月は4画、⑩含は7画、⑪拡は8画、⑫巻は9画、⑬家は10画、⑭控は11画、⑮塔は12画、⑯勧は13画

9日目 漢字結びドリル

実践日

月　日

難易度④★★★★☆

各問で提示されている４つの漢字それぞれの先か後に結びつけると、２字の言葉が作れる漢字１つをリストの中から選んでください。10問すべて解いたあと、リストに残った２つの漢字で言葉を作りましょう。

①
退　吸
強　用
答え

⑥
言　法
味　行
答え

②
印　事
態　確
答え

⑦
令　記
信　泣
答え

③
気　音
園　観
答え

⑧
形　風
屋　寝
答え

④
潟　人
斬　革
答え

⑨
心　明
工　零
答え

⑤
得　線
合　検
答え

⑩
井　雨
棚　籍
答え

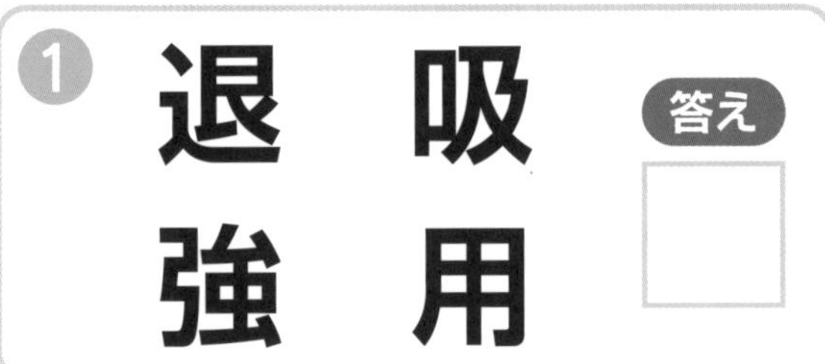

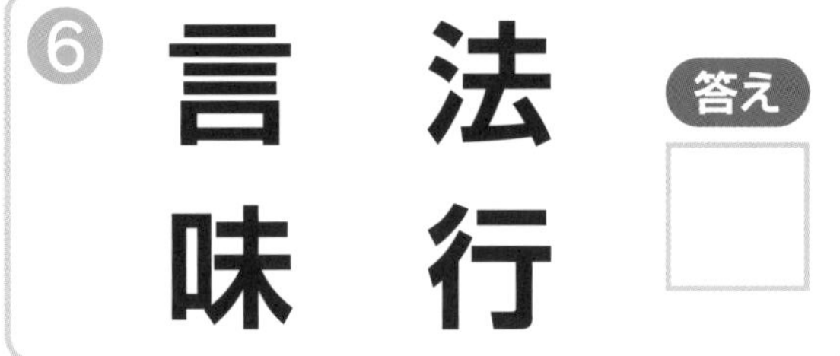

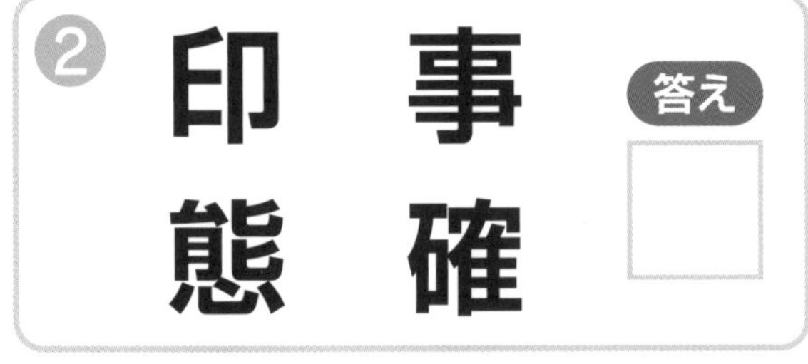

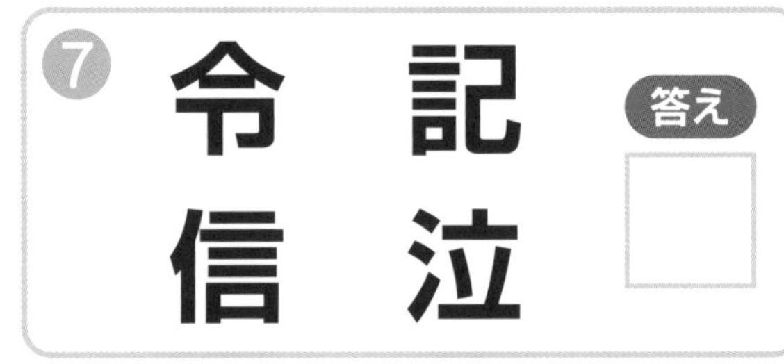

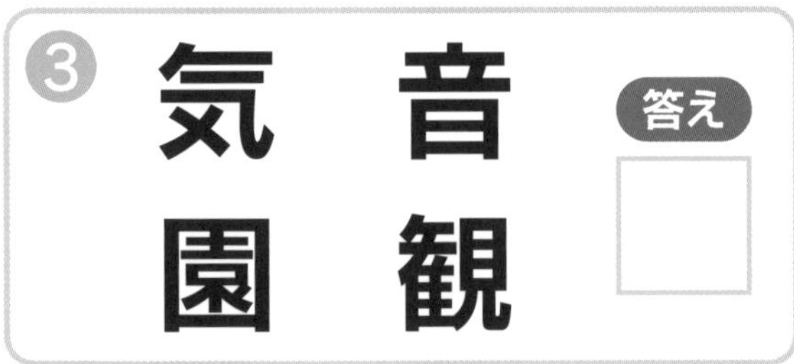

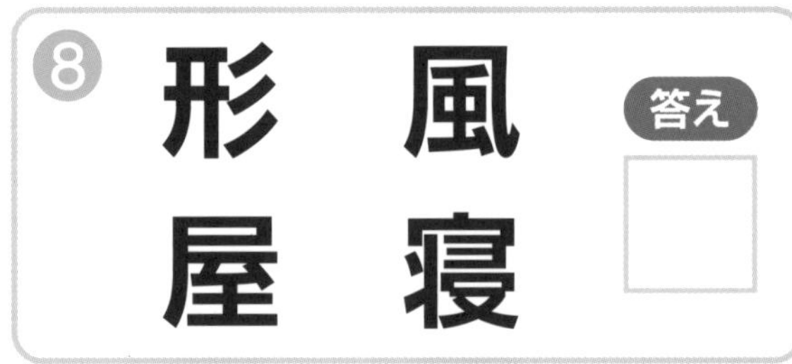

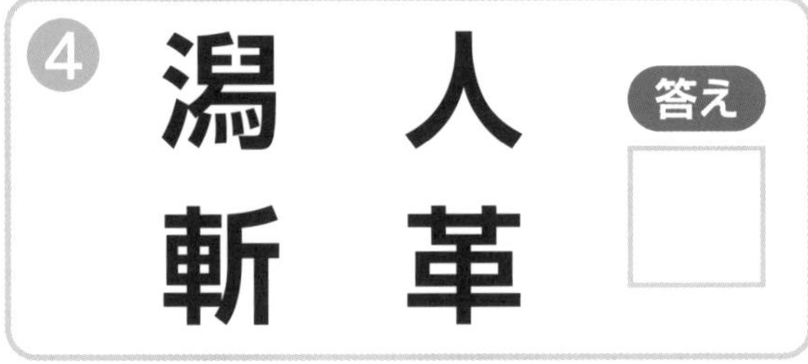

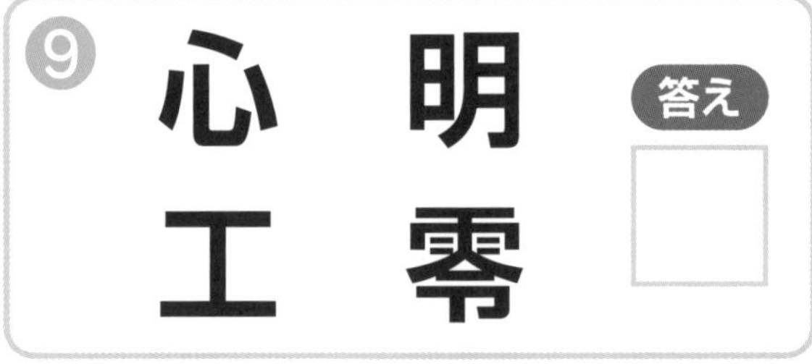

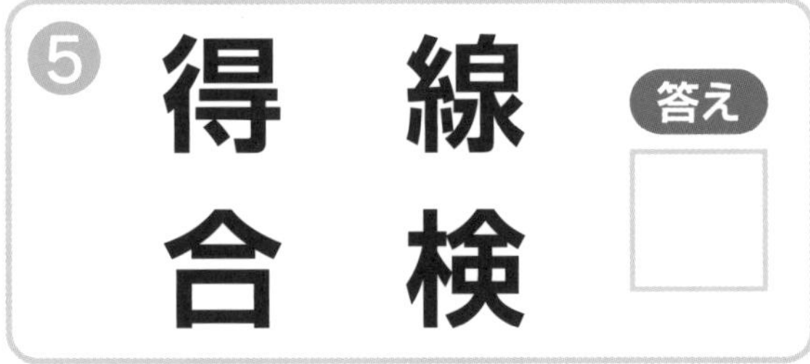

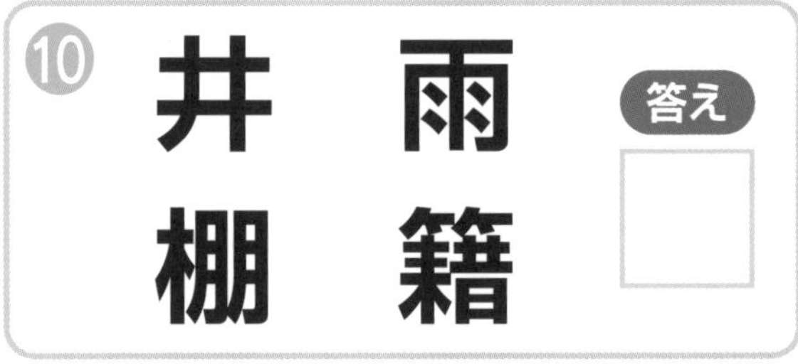

①～⑩のリスト

点　楽　号　実　細　戸

金　引　方　新　台　集

⑪ 余った２つの漢字でできる２字の言葉は何？

答え

解答 ①引、②実、③楽、④新、⑤点、⑥方、⑦号、⑧台、⑨細、⑩戸、⑪集金

脳活ポイント

直感力·発想力·思考力が強化

どの漢字をリストから選んでいくか、熟語を思い出す想起力に加えて直感力・発想力・思考力も並行して必要になります。問題数が多いので集中力も鍛えられ、日常生活でのうっかり忘れの改善が期待できます。

目標時間

50代まで	60代	70代以上
20分	30分	40分

正答数 ／22問　かかった時間 分

⑫
半　滑
満　椿
答え

⑬
給　党
関　贈
答え

⑭
典　巣
懐　稽
答え

⑮
的　注
面　線
答え

⑯
追　第
普　言
答え

⑰
魔　道
様　女
答え

⑱
金　所
性　直
答え

⑲
身　献
成　創
答え

⑳
水　珠
手　砕
答え

㉑
全　平
割　静
答え

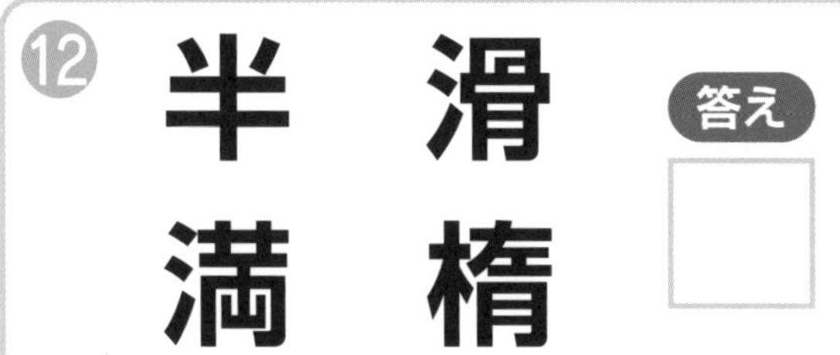

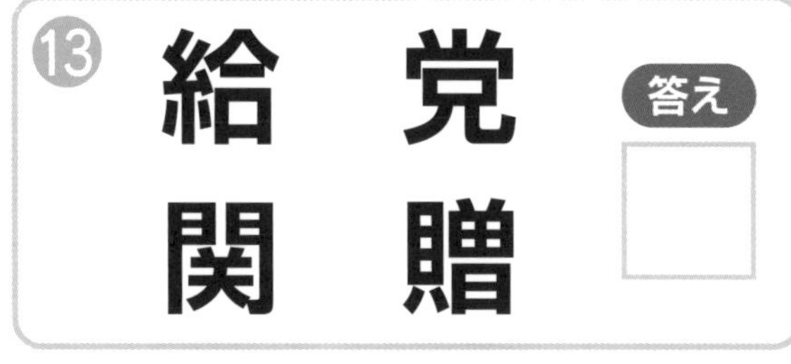

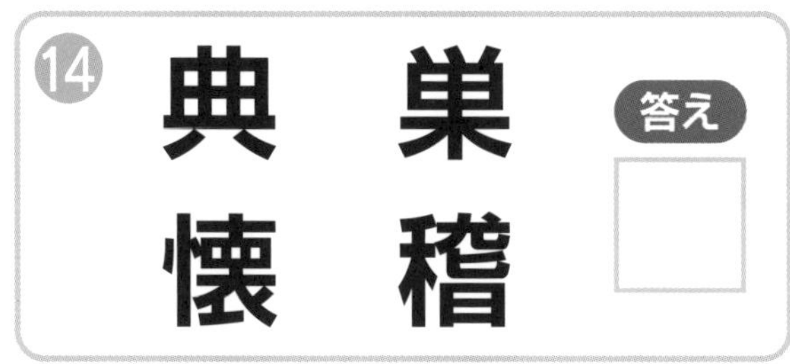

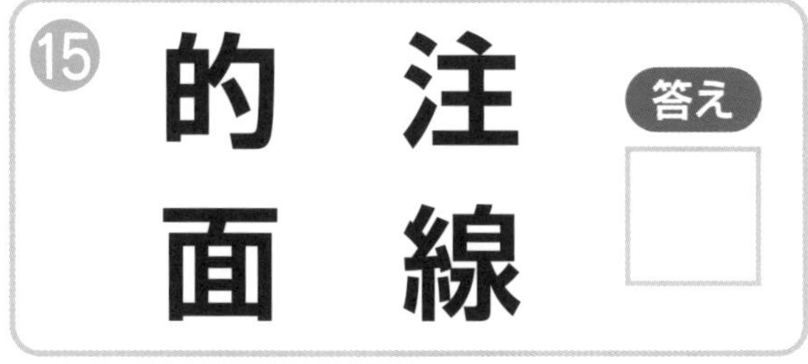

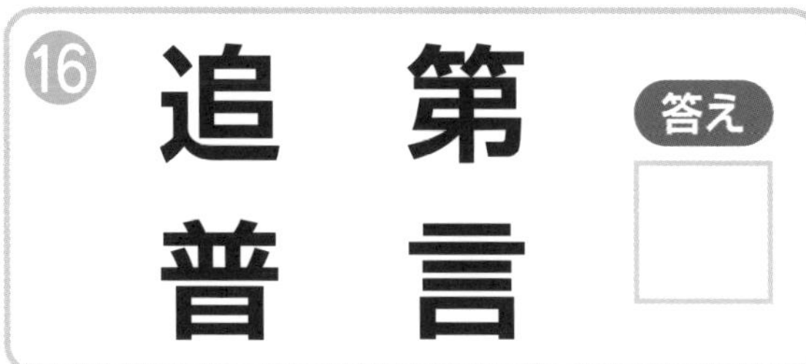

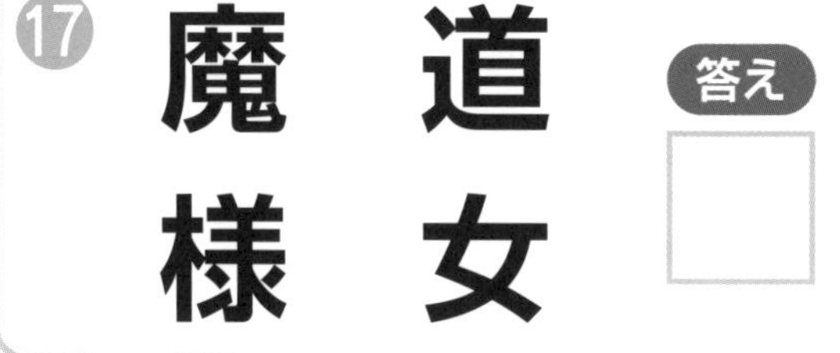

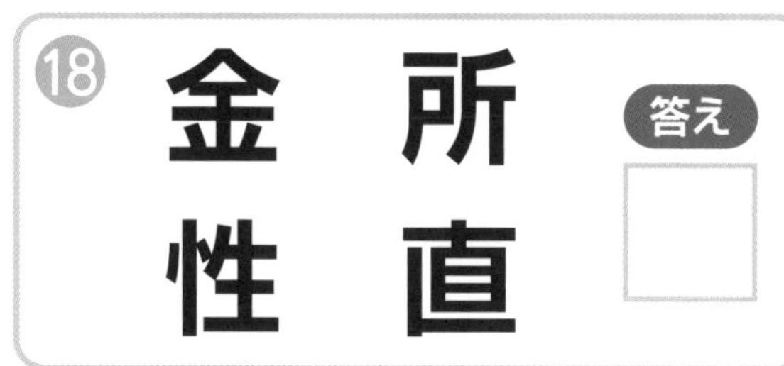

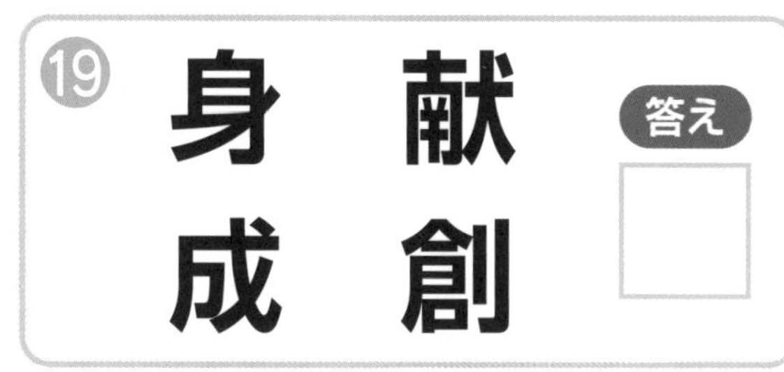

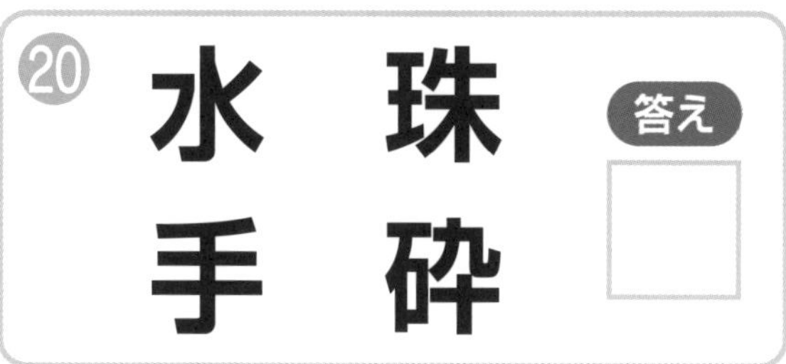

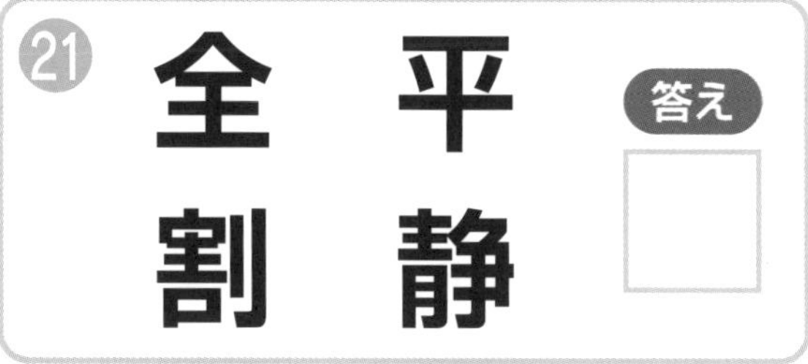

⑫～㉑のリスト

立　古　属　春　王　安
玉　及　雨　与　目　円

㉒ 余った2つの漢字でできる2字の言葉は何？

答え

解答 ⑫円、⑬与、⑭古、⑮目、⑯及、⑰王、⑱属、⑲立、⑳玉、㉑安、㉒春雨

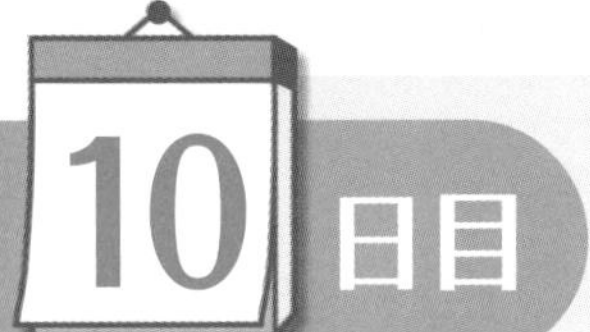

10日目 並べ替え熟語探し

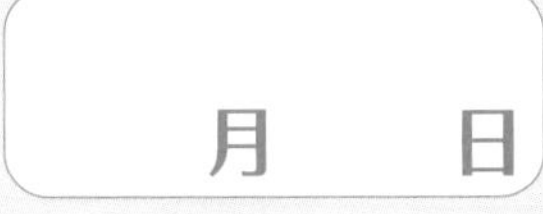

実践日

月　日

難易度3★★★☆☆

各問、A、Cにはバラバラになった二字熟語の読み仮名が、B、Dには三字熟語の読み仮名が提示されているので、リストから漢字を選んで熟語を解答欄に書いてください。小文字と大文字の区別はありません。

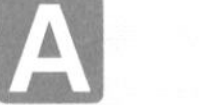

A

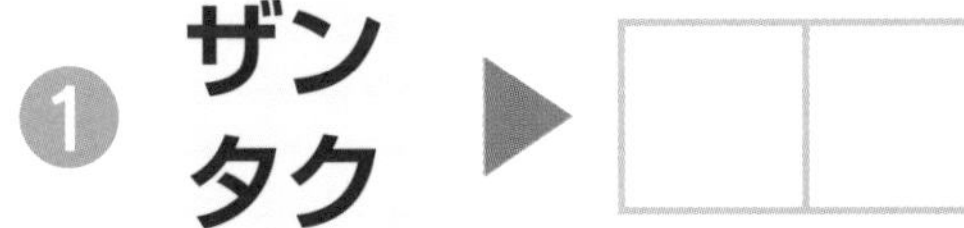

① ザン タク ▶

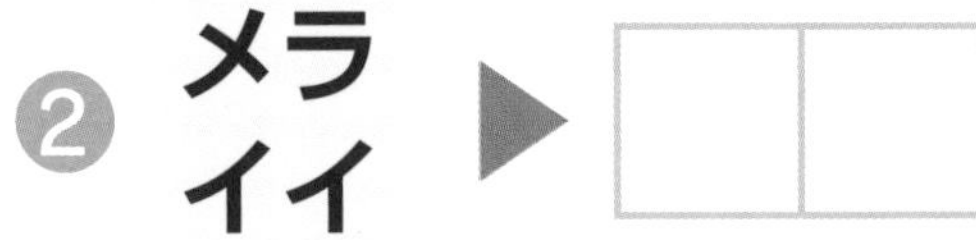

② メラ イイ ▶

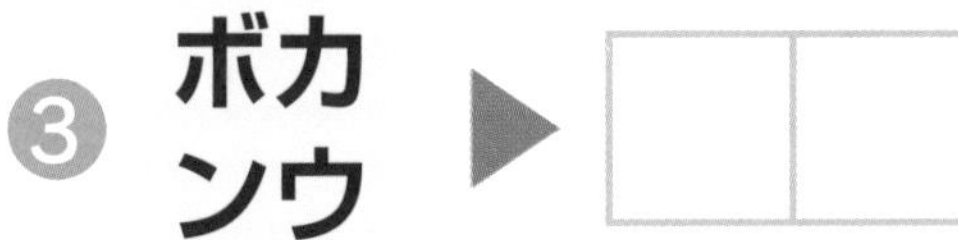

③ ボカ ンウ ▶

④ ンス ミイ ▶

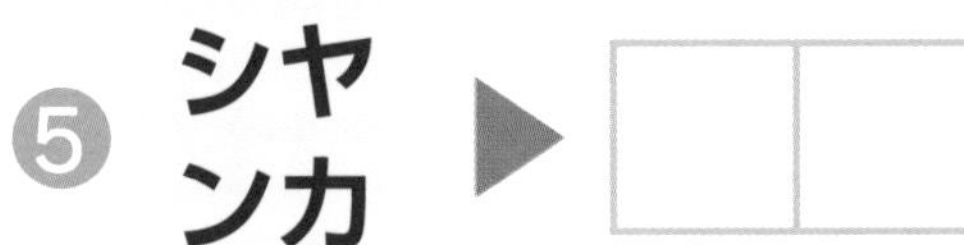

⑤ シヤ ンカ ▶

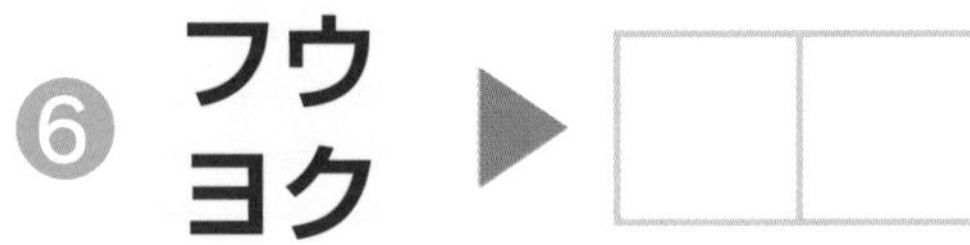

⑥ フウ ヨク ▶

⑦ ツウ ノミ ▶

B

① ヤカシ イシ ▶

② ユカビ ジンツ ▶

③ ケンガ ギイ ▶

④ サカバ ンイン ▶

⑤ ガロツ ウク ▶

⑥ ンセル バヅ ▶

⑦ アコバ トイ ▶

Aのリスト

寒 用 謝 濃 短
雷 防 睡 感 密
冊 鳴 服 眠

Bのリスト

羽 言 通 官 千 術 合
会 判 銀 裁 学 司 葉
美 者 鶴 河 路 館 系

解答 A ①短冊、②雷鳴、③防寒、④睡眠、⑤感謝、⑥服用、⑦濃密
B ①司会者、②美術館、③銀河系、④裁判官、⑤通学路、⑥千羽鶴、⑦合言葉

脳活ポイント

認知力が向上し理解力も鋭くなる

バラバラのカタカナを熟語にする作業をくり返していると、認知力が向上して、理解力も鋭くなります。目にしたモノが何であるかをすぐに認識できて、考えがスッキリまとまるようにもなるでしょう。

目標時間

50代まで	60代	70代以上
40分	50分	60分

正答数　／28問

かかった時間　分

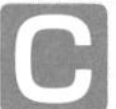

C

① ダコ ンテ ▶ □□

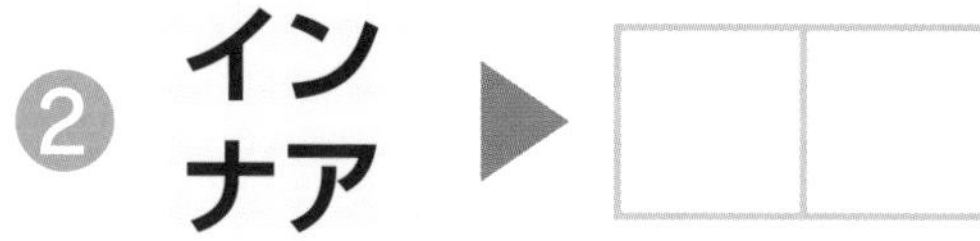

② イン ナア ▶ □□

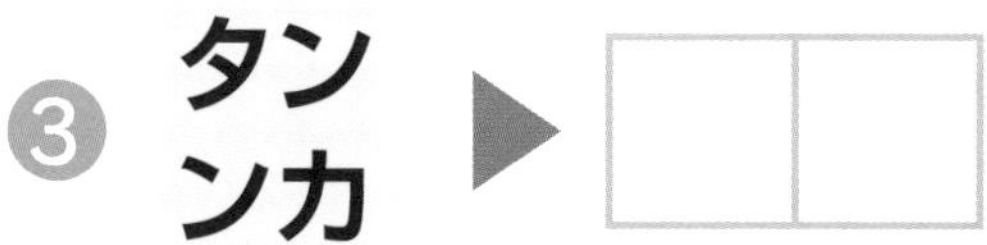

③ タン ンカ ▶ □□

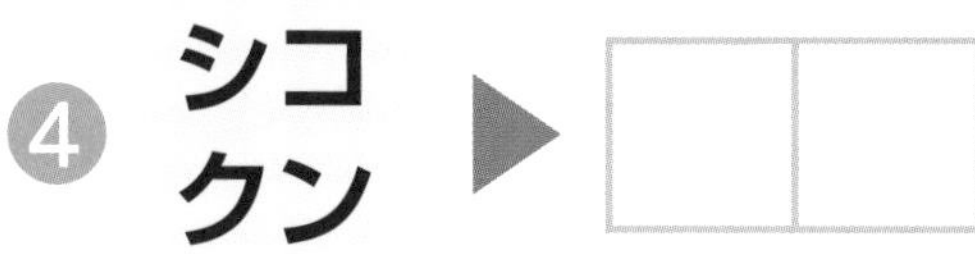

④ シコ クン ▶ □□

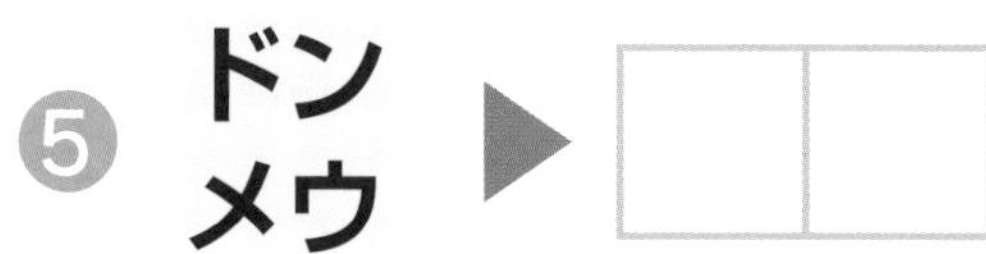

⑤ ドン メウ ▶ □□

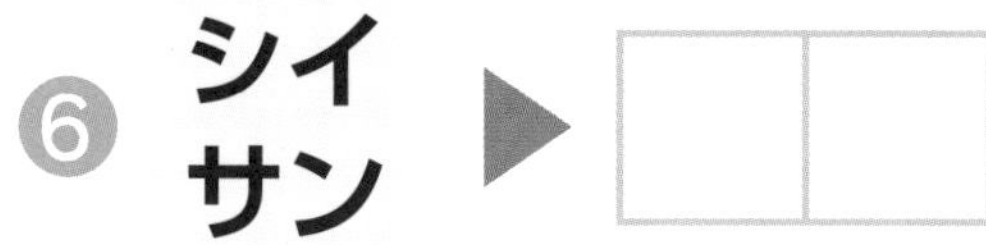

⑥ シイ サン ▶ □□

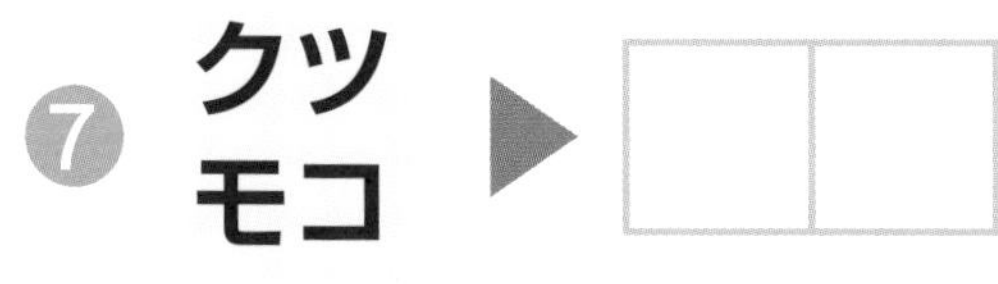

⑦ クツ モコ ▶ □□

Cのリスト

立　内　告　面　新
物　単　案　申　最
簡　穀　献　倒

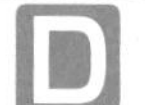

D

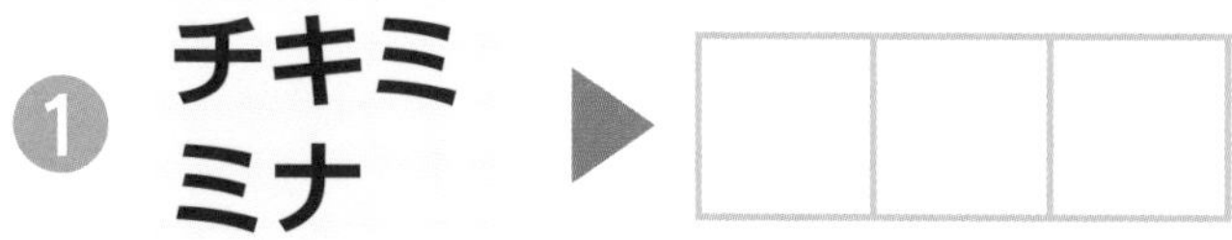

① チキミ ミナ ▶ □□□

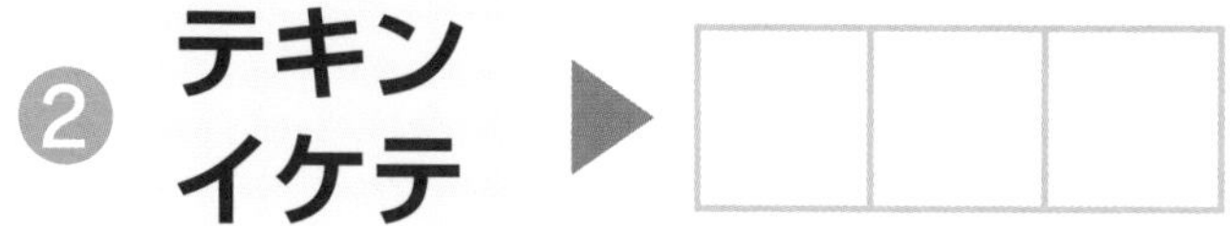

② テキン イケテ ▶ □□□

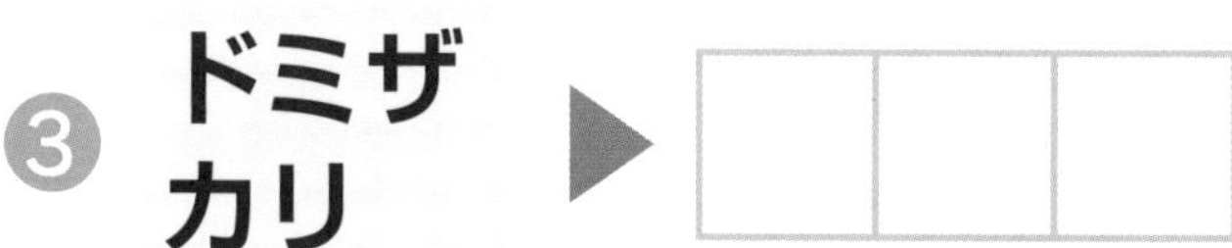

③ ドミザ カリ ▶ □□□

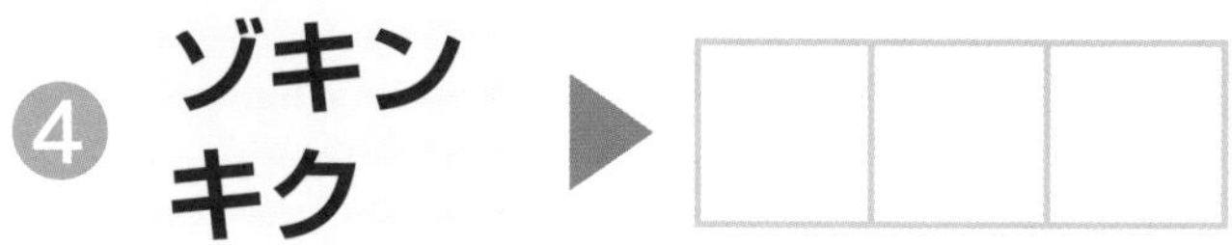

④ ゾキン キク ▶ □□□

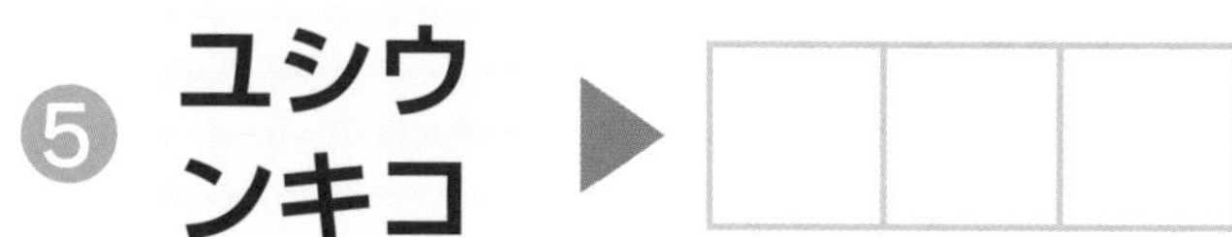

⑤ ユシウ ンキコ ▶ □□□

⑥ ウボハ イテ ▶ □□□

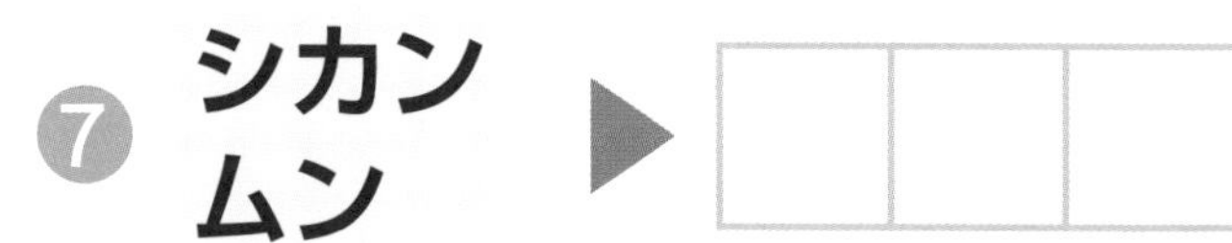

⑦ シカン ムン ▶ □□□

Dのリスト

木　心　道　風　典　無　波
見　並　金　鶏　貴　型　呼
防　属　堤　深　的　関　吸

解答

C ①献立、②案内、③簡単、④申告、⑤面倒、⑥最新、⑦穀物

D ①並木道、②典型的、③風見鶏、④貴金属、⑤深呼吸、⑥防波堤、⑦無関心

11日目

ズバリ熟語

実践日

月　日

難易度④★★★★☆

各問には、私たちになじみの深い慣用句やことわざ、いいまわしが提示されています。それぞれの意味を考えて、その言葉を表現するにふさわしい二字熟語を4つの中から1つ選び、丸をつけてください。

①うつつを抜かす

電報	夢中
睡眠	温和

②手のひらを返す

手玉	賛成
豹変	推薦

③濡れ手に粟

利益	粘着
美食	後悔

④こけら落とし

工事	悪口
腐敗	初日

⑤崖っぷち

危機	逮捕
景観	余裕

⑥のどから手が出る

恐怖	嘔吐
切望	逆転

⑦息をのむ

窒息	納得
呼吸	驚愕

⑧フリーズする

遠慮	滑落
好物	凝固

⑨秋風が吹く

台風	衰退
好調	行進

⑩おなかがよじれる

爆笑	苦痛
腹筋	号泣

⑪毒を食らわば皿まで

下痢	弱気
徹底	悪食

⑫大船に乗ったつもり

旅行	安心
窮屈	船酔

解答 ①夢中、②豹変、③利益、④初日、⑤危機、⑥切望、⑦驚愕、⑧凝固、⑨衰退、⑩爆笑、⑪徹底、⑫安心

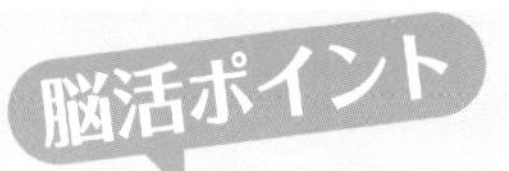

日本語の奥深さを再確認！

なじみの深い慣用句やことわざ、いいまわしの持つさまざまな表現にふれて、日本語の奥深さを再確認できるドリルです。直感力や判断力、語彙力を磨く効果が見込めます。

目標時間

50代まで	60代	70代以上
15分	20分	25分

正答数 ／24問

かかった時間 分

⑬ 烏合の衆

団結	若者
群衆	協力

⑭ 肩で風を切る

小股	威勢
恐縮	敬礼

⑮ 片腹痛い

笑止	骨折
深刻	尊敬

⑯ 他山の石

代金	教訓
儀式	願望

⑰ 転ばぬ先の杖

健脚	刀剣
楽観	用心

⑱ 油を売る

悪徳	雑談
忘却	失敗

⑲ 水をあける

先行	満杯
融通	後退

⑳ けりをつける

給料	決着
味見	縁起

㉑ 敵に塩を送る

撃退	毒見
偵察	応援

㉒ ガチンコ

救急	真剣
石頭	余裕

㉓ 軍配が上がる

開戦	勝利
決戦	後悔

㉔ タニマチ

宴会	娯楽
劇場	後援

解答 ⑬群衆、⑭威勢、⑮笑止、⑯教訓、⑰用心、⑱雑談、⑲先行、⑳決着、㉑応援、㉒真剣、㉓勝利、㉔後援

12日目 熟語知恵の輪

実践日

月　　日

難易度③★★★☆☆

各問、文字の大きさや、向きを変化させた漢字４つが、バラバラに提示されています。その４つの漢字をそれぞれ１回ずつすべて使って、日常的によく使われる二字熟語を２つ作ってください。答えは順不同です。

①
答え

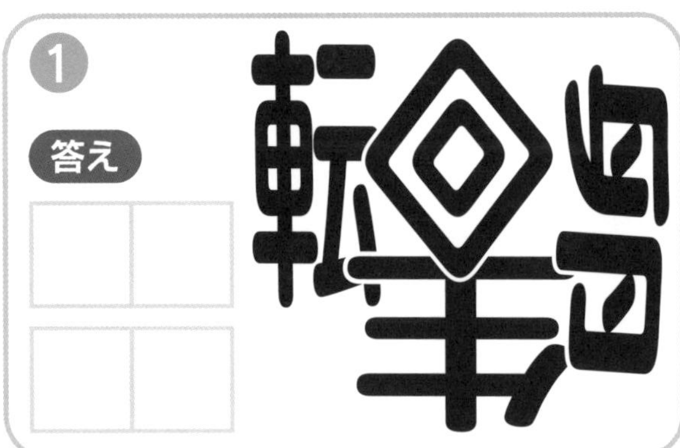

②
答え

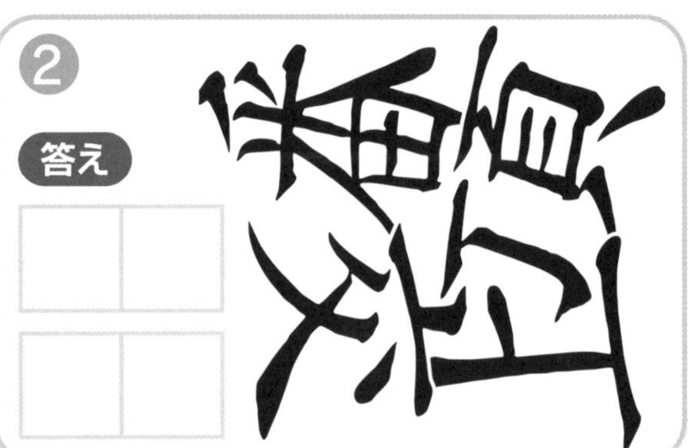

③
答え

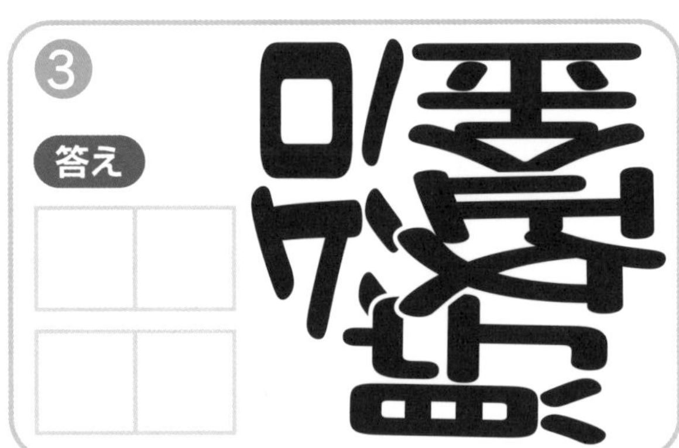

④
答え

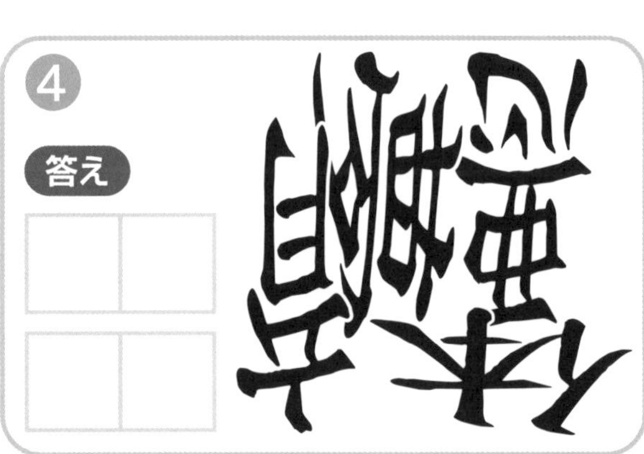

⑤
答え

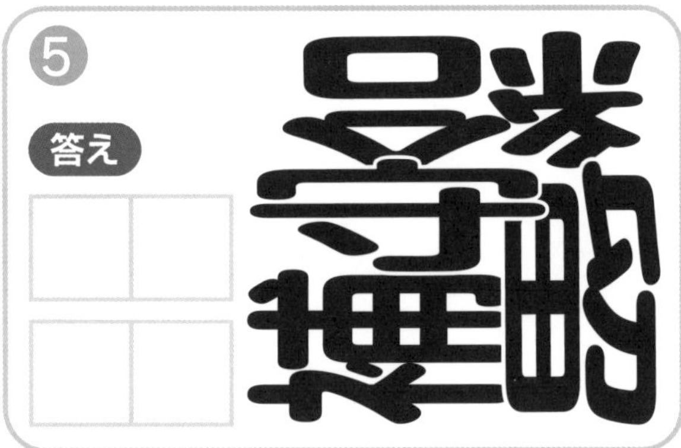

⑥
答え

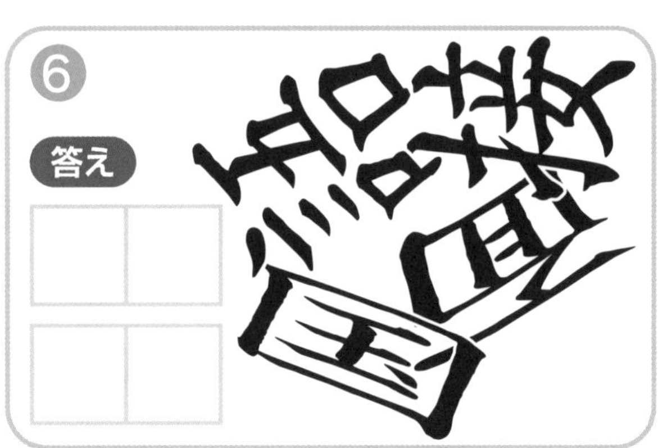

⑦
答え

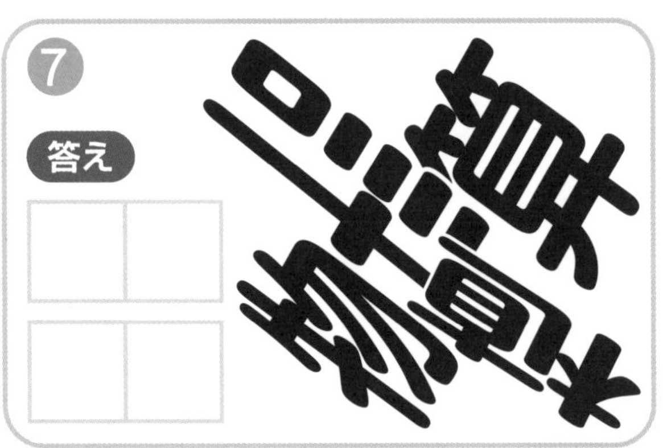

⑧
答え

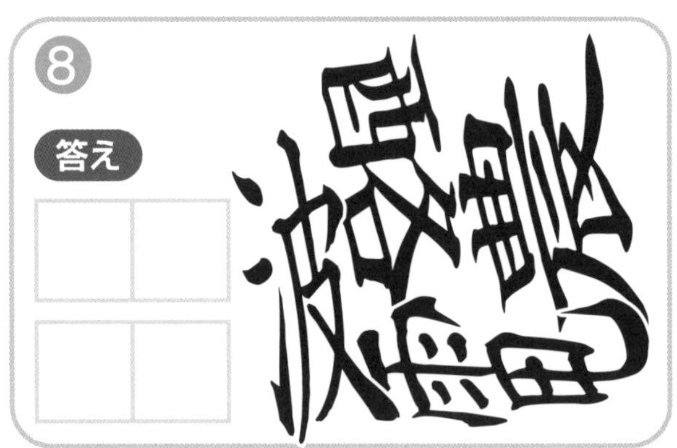

解答
①回転（転回もOK）・生卵、②交番・頂上、③貯金・政治、④悪夢・体育、⑤補給・留守、⑥面接・国語、⑦計算・植物、⑧酪農・電波

脳活ポイント

想起力と識別力を磨く

４つの漢字が、あたかも知恵の輪のように組み合わさっているので、それを解きほぐす識別力と、新たに組み合わせて二字熟語を考える想起力や発想力が同時に鍛えられます。

目標時間

50代まで	60代	70代以上
15分	20分	25分

正答数　／16問

かかった時間　分

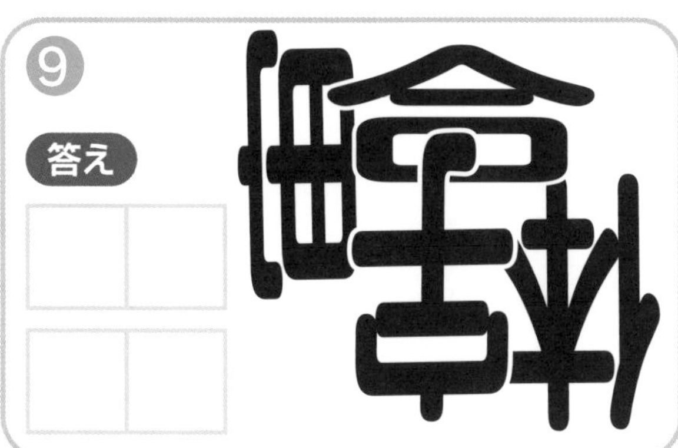
⑨ 答え

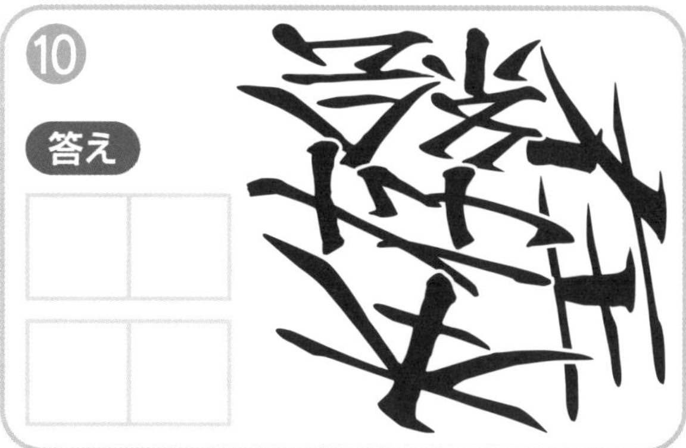
⑩ 答え

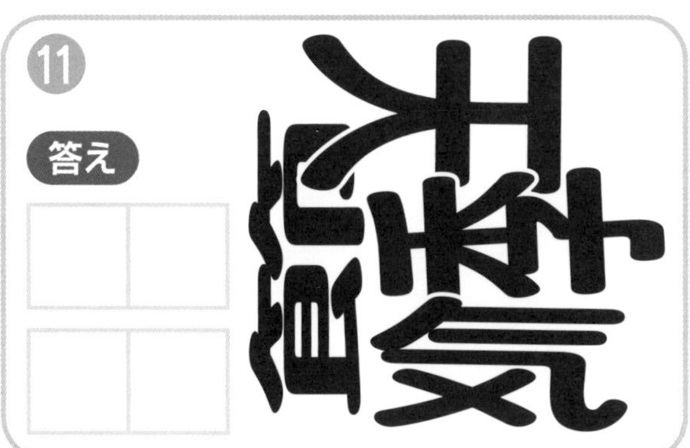
⑪ 答え

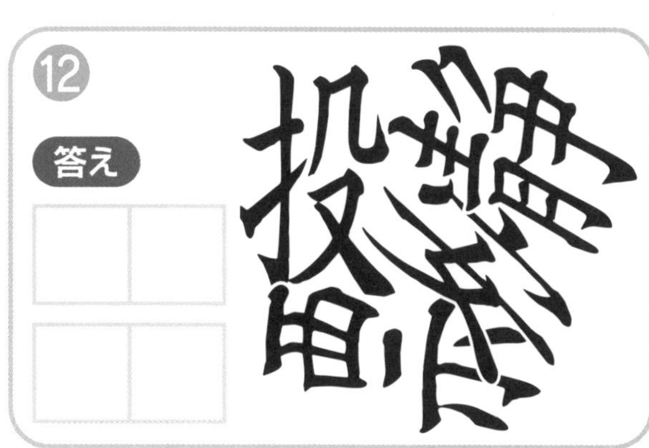
⑫ 答え

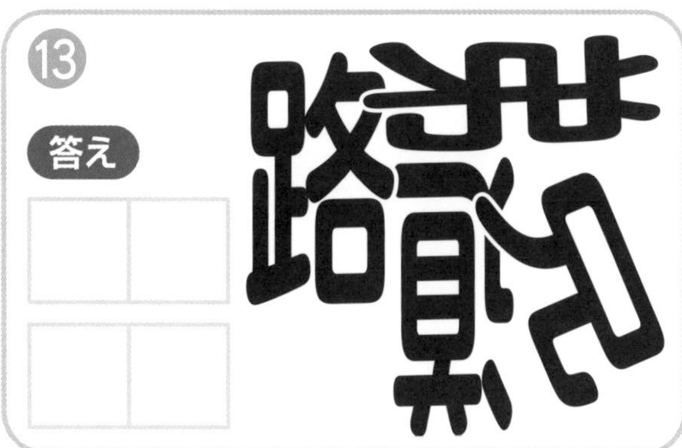
⑬ 答え

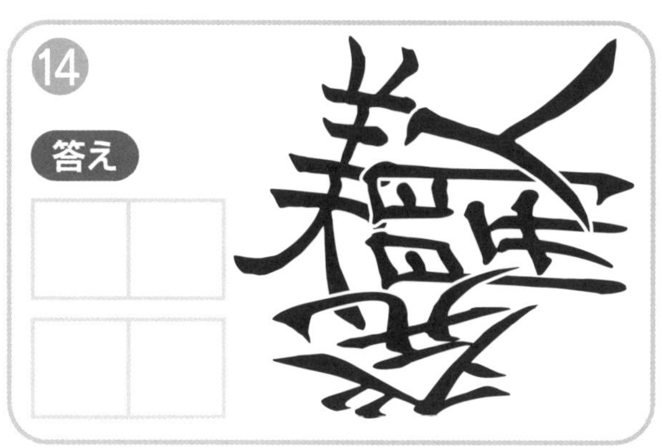
⑭ 答え

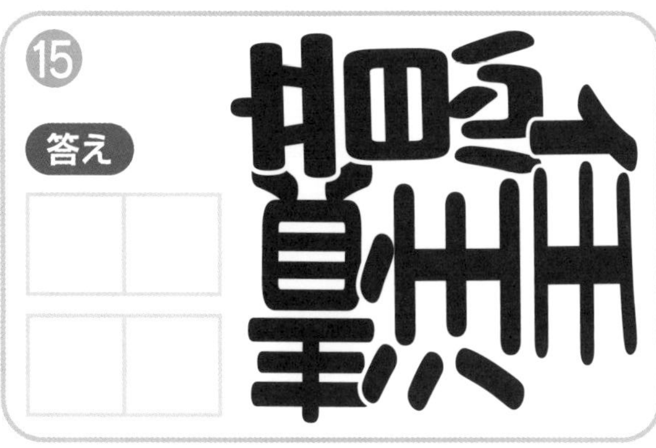
⑮ 答え

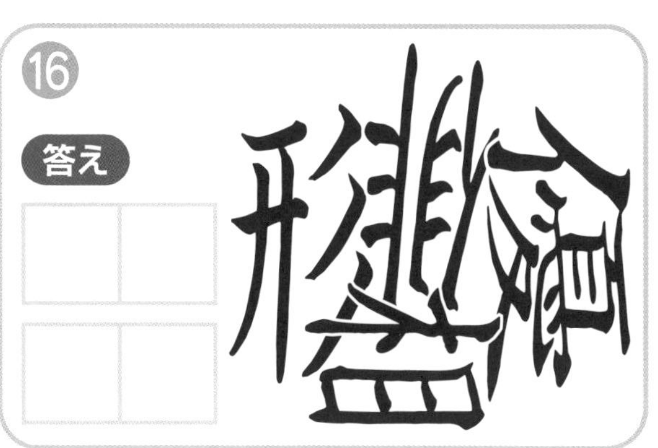
⑯ 答え

解答　⑨合体・宇宙、⑩存在・絵本、⑪季節・天気、⑫投票・安静、⑬道路・兄弟、⑭美人・開発、⑮責任・注意、⑯形相・俳優

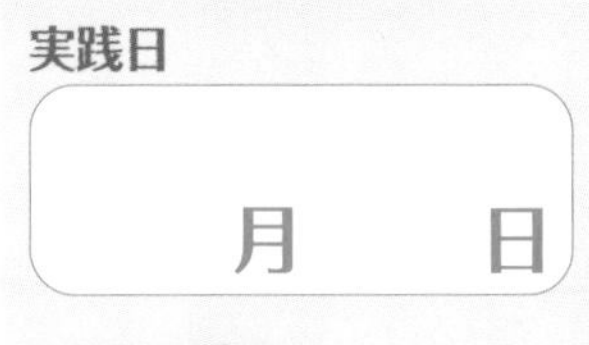

熟語駅伝

13日目

実践日
月　日

難易度4★★★★☆

2～4文字の熟語が成立するよう、問題に提示された漢字をすべて、右のマスに当てはめてください。矢印でつながる上下のマスには同じ漢字が入ります。各問、すでに漢字が入っているマスもあります。

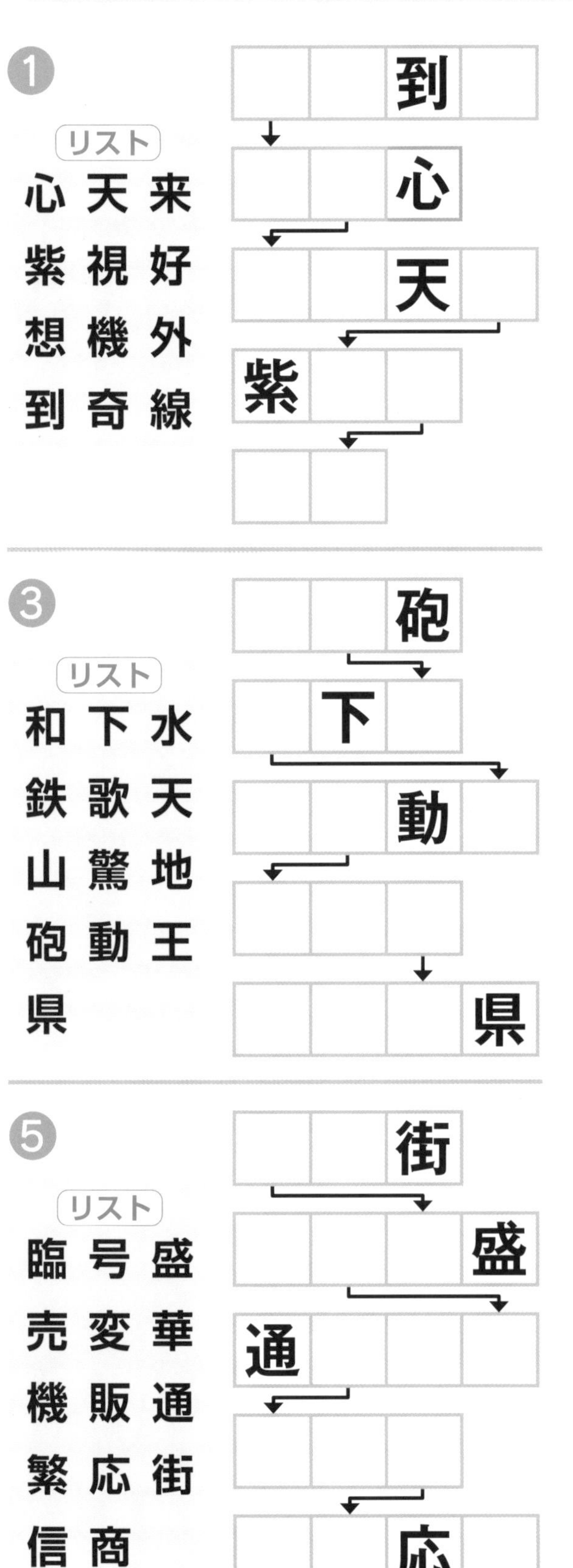

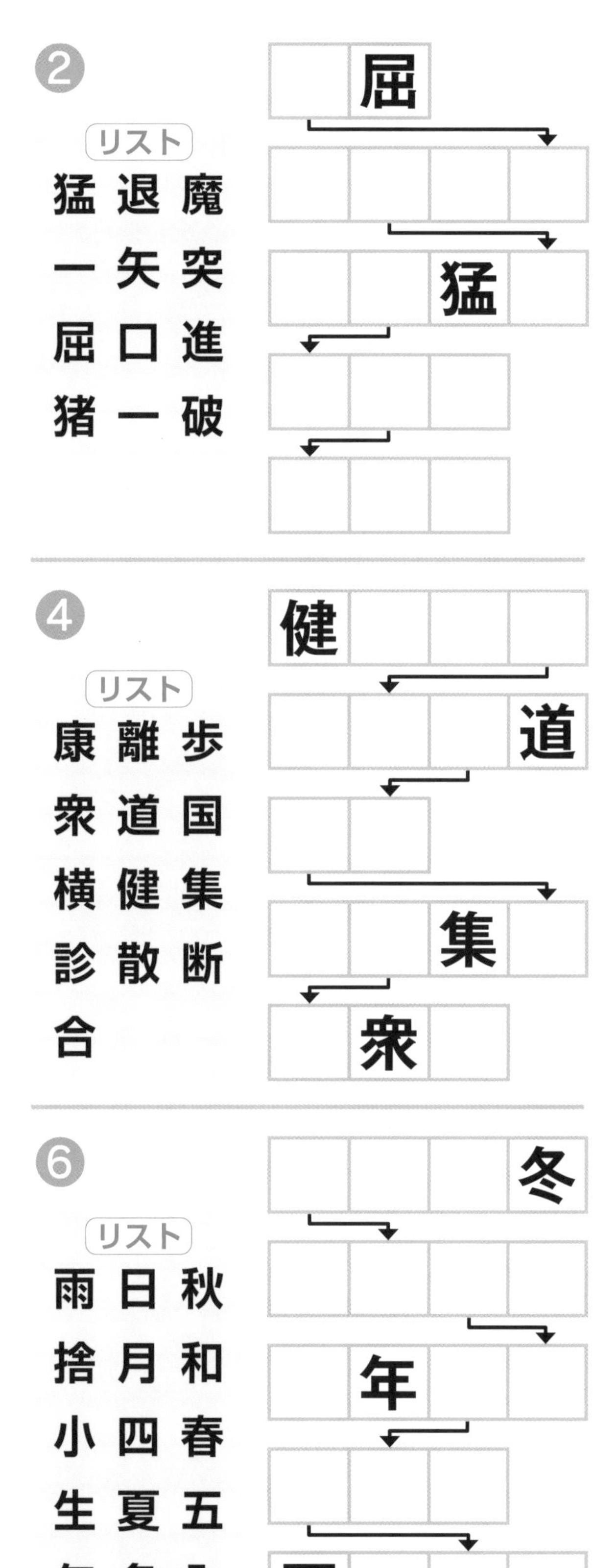

解答
1 好機到来→好奇心→奇想天外→紫外線→視線、2 退屈→一進一退→猪突猛進→突破口→破魔矢、
3 水鉄砲→地下鉄→驚天動地→天王山→和歌山県、4 健康診断→横断歩道→散歩→離合集散→合衆国、
5 繁華街→商売繁盛→通信販売→信号機→臨機応変、6 春夏秋冬→小春日和→生年月日→五月雨→四捨五入

脳活ポイント

脳の司令塔を刺激！

ヒントの漢字をもとに２～４文字の熟語を作り出すため、想起力と言語力が鍛えられるとともに脳の司令塔「前頭前野」が刺激され、認知力や思考力が磨かれます。

目標時間

50代まで	60代	70代以上
25分	35分	45分

正答数　／12問

かかった時間　分

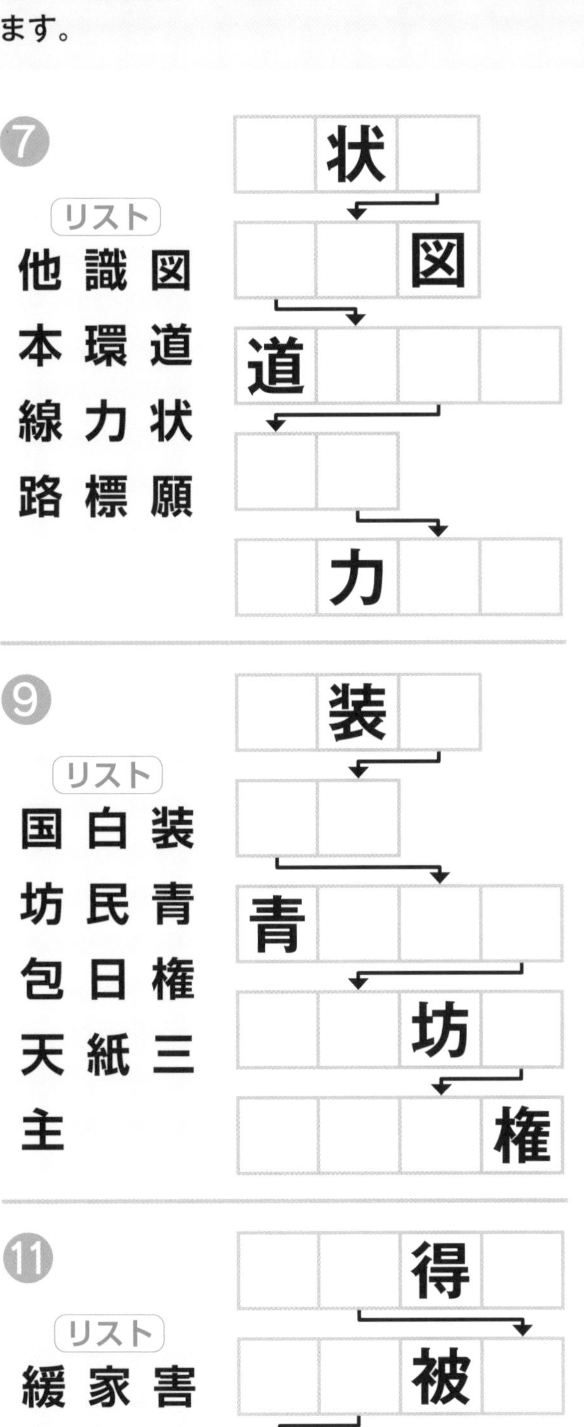

⑦

リスト
他 識 図
本 環 道
線 力 状
路 標 願

⑧

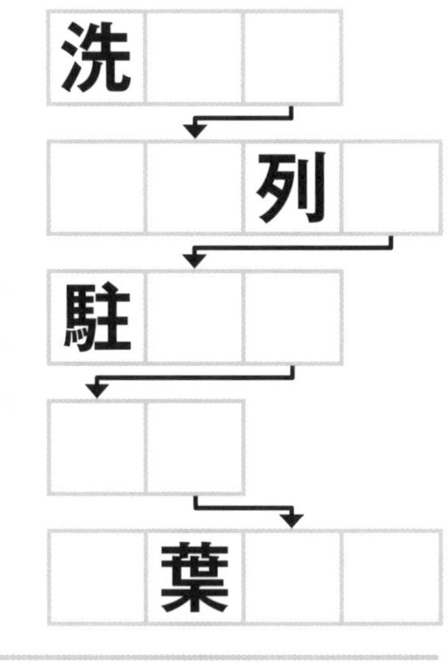

リスト
葉 車 面
列 洗 駐
台 枝 寝
末 場 節

⑨

リスト
国 白 装
坊 民 青
包 日 権
天 紙 三
主

⑩

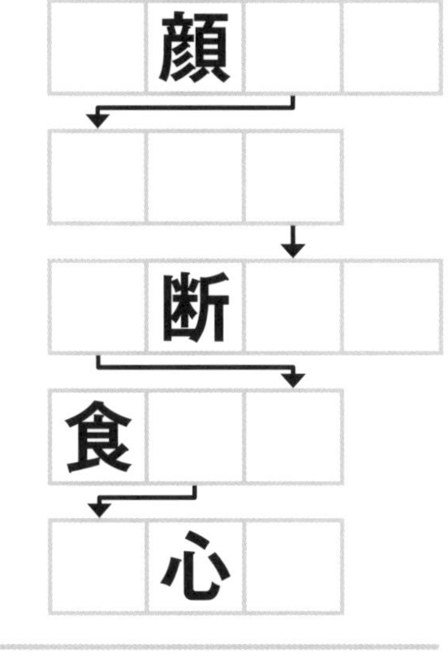

リスト
厚 心 限
断 顔 食
無 敵 用
油 恥 大
棒

⑪

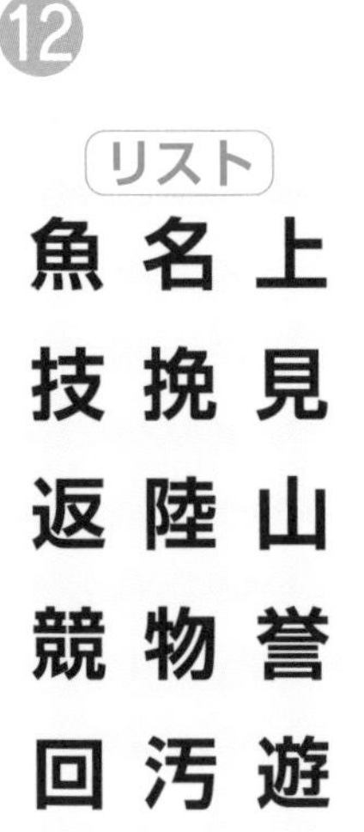

リスト
緩 家 害
失 被 評
急 自 利
得 風 製
論 在

⑫

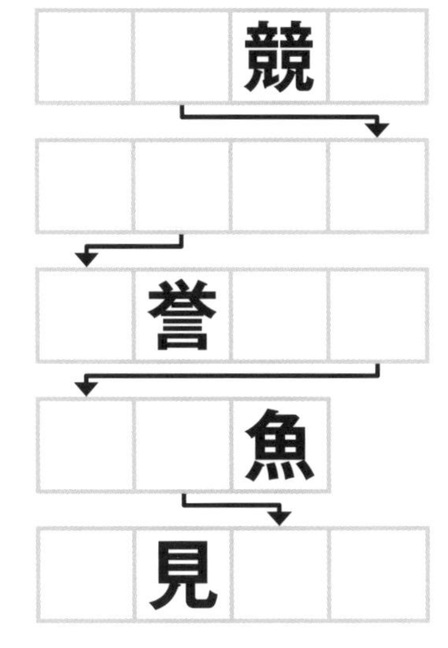

リスト
魚 名 上
技 挽 見
返 陸 山
競 物 誉
回 汚 遊

解答　⑦環状線→路線図→道路標識→標本→他力本願、⑧洗面台→寝台列車→駐車場→場末→枝葉末節、⑨包装紙→白紙→青天白日→三日坊主→国民主権、⑩厚顔無恥→無限大→油断大敵→食用油→用心棒、⑪利害得失→風評被害→評論家→自家製→緩急自在、⑫陸上競技→汚名返上→名誉挽回→回遊魚→物見遊山

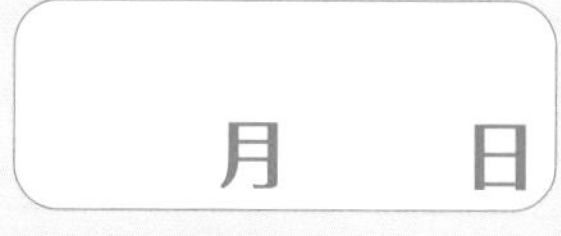

二字熟語足し算

実践日

月　　日

難易度④★★★★☆

問題の各マスには、ある二字熟語を構成する漢字の一部がバラバラに分割されて書かれています。それらを足し算のように頭の中で組み合わせ、でき上がる二字熟語を解答欄に書いてください。

①
首 + 目 + 八 + 辶 = □□

②
⺷ + 食 + 木 + ⺍ = □□

③
木 + 辶 + 亻 + 車 = □□

④
匚 + 完 + 阝 + 矢 = □□

⑤
口 + 参 + 厶 + 力 = □□

⑥
木 + 宀 + 竹 + 玉 + 目 = □□

⑦
扌 + 余 + 阝 + 彐 + 帚 = □□

⑧
木 + 子 + 九 + 隹 + ⺍ = □□

⑨
寅 + 豕 + 氵 + 虍 + 宀 + 刂 = □□

解答 ①道具、②栄養、③運休、④医院、⑤参加、⑥宝箱、⑦掃除、⑧雑学、⑨演劇

脳活ポイント

注意力が冴えわたる

バラバラになった漢字の偏やつくりからもとの字を推理して熟語にするには、集中力に加えて細かな注意力が必要になります。くり返して問題を解けば、うっかりミスが少なくなっていくでしょう。

目標時間

50代まで	60代	70代以上
15分	20分	25分

正答数　　　かかった時間

／18問　　　分

⑩
吾 ＋ ⺍ ＋ 言 ＋ 甲 ＝ □□

⑪
見 ＋ 圭 ＋ 衣 ＋ 王 ＝ □□

⑫
及 ＋ 口 ＋ 口 ＋ 乎 ＝ □□

⑬
夬 ＋ 文 ＋ 氵 ＋ 寸 ＝ □□

⑭
古 ＋ 及 ＋ 冋 ＋ 糸 ＝ □□

⑮
木 ＋ 言 ＋ 口 ＋ 亻 ＋ 正 ＝ □□

⑯
日 ＋ 尸 ＋ 王 ＋ 土 ＋ 出 ＝ □□

⑰
力 ＋ 車 ＋ 重 ＋ 冖 ＋ 辶 ＝ □□

⑱
泉 ＋ 王 ＋ 厂 ＋ 月 ＋ 頁 ＋ 亡 ＝ □□

解答　⑩単語、⑪表現、⑫呼吸、⑬対決、⑭高級、⑮保証、⑯理屈、⑰運動、⑱願望

15日目 漢字ジグザグクロス

実践日

月　　日

難易度5★★★★★

リストの熟語を使って空白のマスを埋め、A～D、E～Hのマスの漢字で四字熟語を作ってください。各熟語の１文字めは数字のマスに、２文字め以降は１つ前の文字と上下左右に隣接するマスに入ります。

●例題 ※解答は85ページをご覧ください

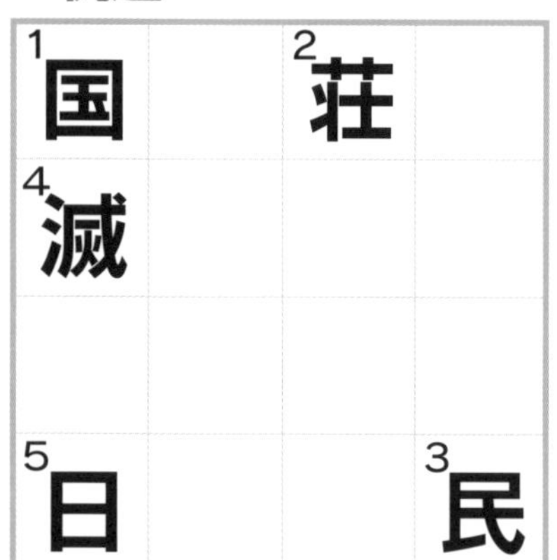

リスト

1　国立公園
2　荘園領主
3　民主主義
4　滅私奉公
5　日本国民

「国立公園」に着目すると、「立」「公」は、このマスにしか入らないことがわかります。
「滅私奉公」の「私奉」、「日本国民」の「本国」もすぐ決まります。
「荘園領主」の「園」は、「国立公園」と共通なので、ここに決まります。
「領」は「園」の右と下の２通りが考えられますが、右に入れると「民主主義」が入らなくなるので、下に決まります。
このようにして、すべてのマスを埋めていきます。

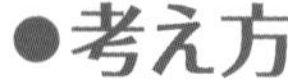

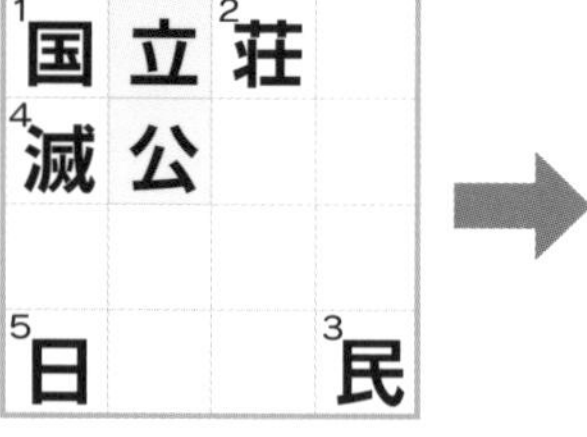

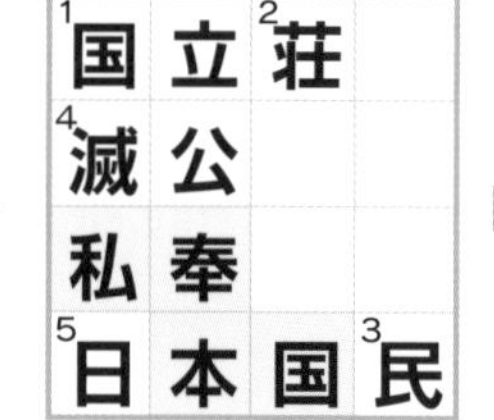

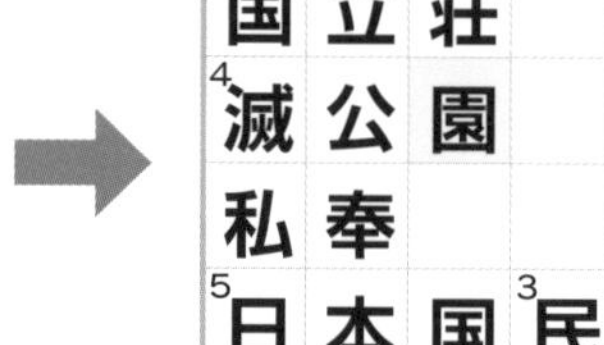

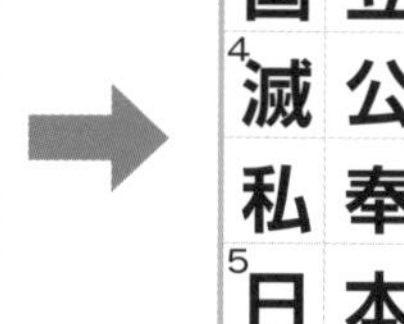

1

答え

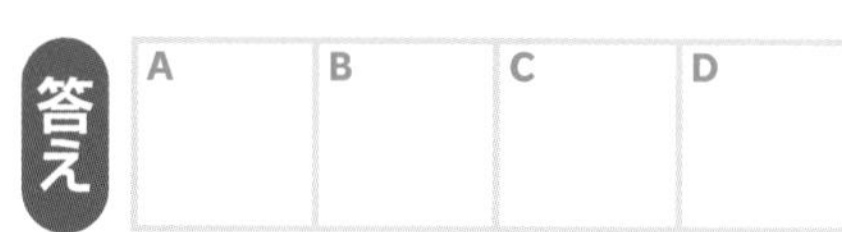

1 民	D		2 学	3 歴			4 表	
5 真			6 校			7 送		
8 白		B	9 門			10 恋		
11 欣			12 相			A		13 夜
14 労			15 平			16 機		
17 試		18 転			19 難			
20 粉		21 貯				22 突		
	23 全		24 面			25 破		
			26 再		C	27 円		

リスト

1 民間療法
2 学校法人
3 歴史年表
4 表裏一体
5 真人間
6 校内放送
7 送電線
8 白文鳥
9 門戸開放
10 恋愛結婚
11 欣喜雀躍
12 相思相愛
13 夜行列車
14 労働運動
15 平民宰相
16 機関車
17 試運転
18 転地療養
19 難関突破
20 粉骨砕身
21 貯蔵養分
22 突撃隊
23 全身麻酔
24 面白半分
25 破壊衝動
26 再来週
27 円運動

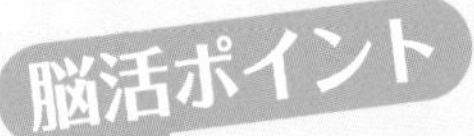

語彙力と直感力を圧倒的に強化！

数十個の三字熟語・四字熟語が用いられているので、語彙力の鍛錬に役立つとともに、直感力・判断力・思考力が圧倒的に強化されます。初めてだと難しく感じますが、解き方がわかるととても面白いパズルです。

目標時間

50代まで	60代	70代以上
30分	40分	50分

正答数 ／2問　かかった時間 分

❷

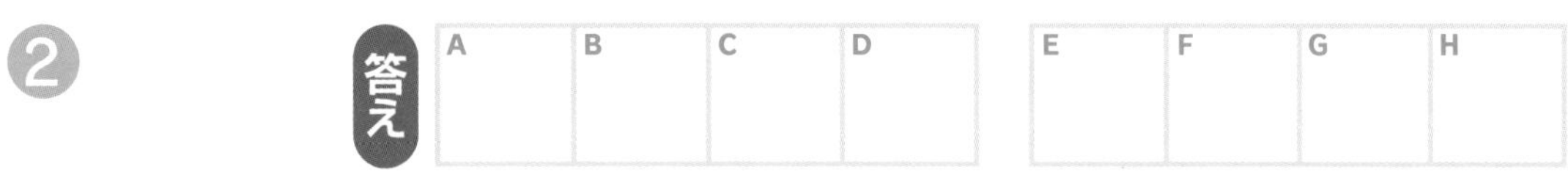

答え	A	B	C	D	E	F	G	H

1 八		F	2 日			3 国	4 中			5 老		A	6 女		
7 努			8 発				9 入				10 工			11 地	
12 眉	H	13 秀			14 離		D	15 万	16 抗		17 加			18 冷	
19 歌			20 吸				21 三		22 政				23 理	24 外	
B	25 喫		26 所			27 色		28 男			29 縦			E	
30 抹			31 得		32 黒		33 筆	34 公			35 七			36 斜	
37 機		38 増		39 先						40 自	G				41 開
		42 暗		43 独	44 創		45 欧			46 優		47 手			48 店
49 文		50 読			51 意				C	52 総		53 練		54 管	
		55 認		56 夫		57 脳		58 科		59 注					
60 本												61 産			

リスト

1 八十八夜
2 日本全国
3 国歌斉唱
4 中央銀行
5 老若男女
6 女王陛下
7 努力目標
8 発育不全
9 入場行進
10 工業用地
11 地下水
12 眉目秀麗
13 秀才教育
14 離合集散
15 万歳三唱
16 抗菌加工
17 加熱処理
18 冷水摩擦
19 歌声喫茶
20 吸収合併
21 三原色
22 政権与党
23 理不尽
24 外腹斜筋
25 喫煙所
26 所得倍増
27 色鉛筆
28 男女同権
29 縦横無尽
30 抹茶羊羹
31 得意先
32 黒鉛化
33 筆頭株主
34 公私混同
35 七分袖
36 斜陽産業
37 機密文書
38 増刊号
39 先鋭化
40 自分勝手
41 開店休業
42 暗号解読
43 独創性
44 創意工夫
45 欧州連合
46 優勝旗
47 手練手管
48 店頭販売
49 文庫本
50 読書会
51 意見交換
52 総合医療
53 練習帳
54 管理人
55 認知機能
56 夫婦喧嘩
57 脳外科医
58 科学者
59 注文生産
60 本人確認
61 産地直売

※解答は85ページをご覧ください

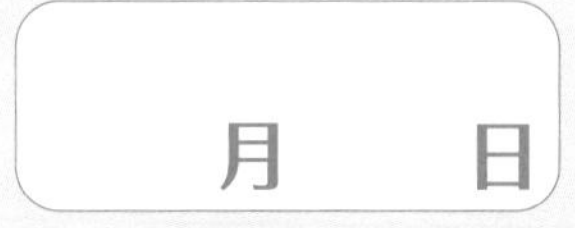

うず巻き熟語しりとり

実践日
月　日

難易度5★★★★★

うず巻き状に並んだ○の中に、前後が同じ漢字の二字熟語、三字熟語、四字熟語がしりとりのように並びます。リストから漢字を選び、空欄の丸を埋めてください。◎は熟語の最初と最後の漢字が入る部分です。

❶ リスト　無　疑　行　緑　脂　応　案　煩　羽　殺

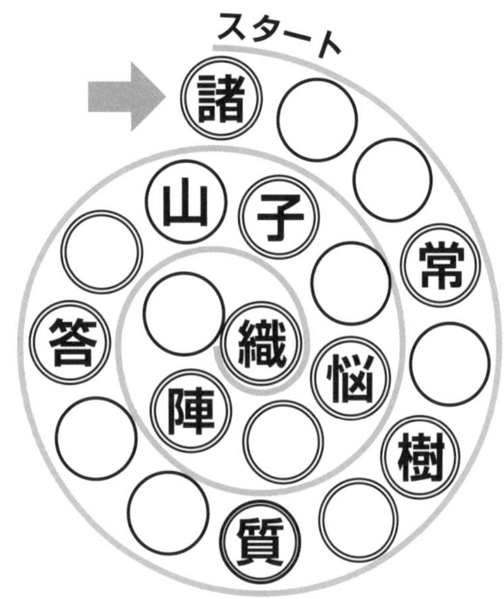

❷ リスト　加　心　満　水　履　遊　紫　見　減　白

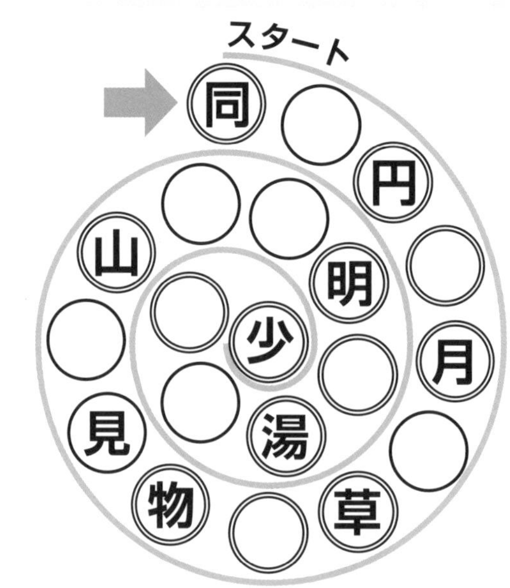

❸ リスト　裏　語　離　子　部　成　故　車　冷　観　間　着　円　丈

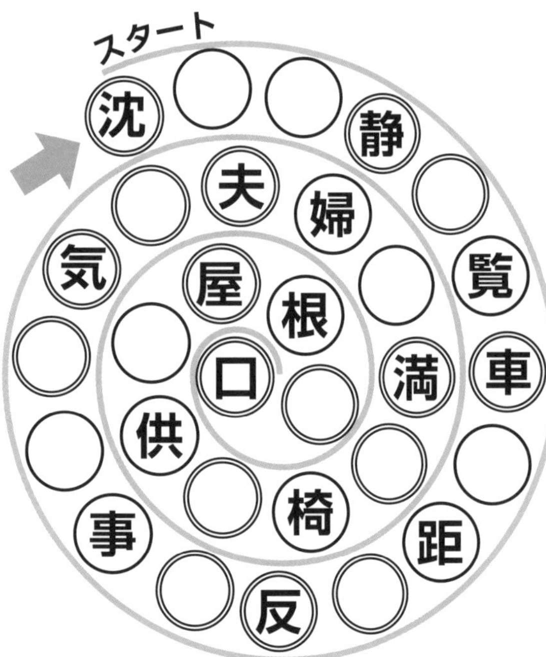

❹ リスト　賞　犯　万　悪　額　変　起　山　身　度　千　情　樹　針

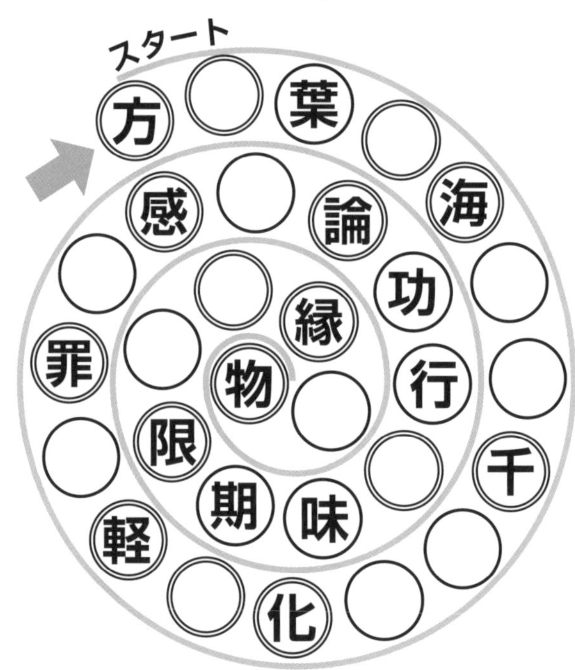

脳活ポイント

側頭葉を活性化！

解答欄がうず巻き状になっている中で熟語を並べるため、注意力の向上が期待できます。また、脳の言語中枢である側頭葉が活性化し、想像力や想起力も磨かれます。

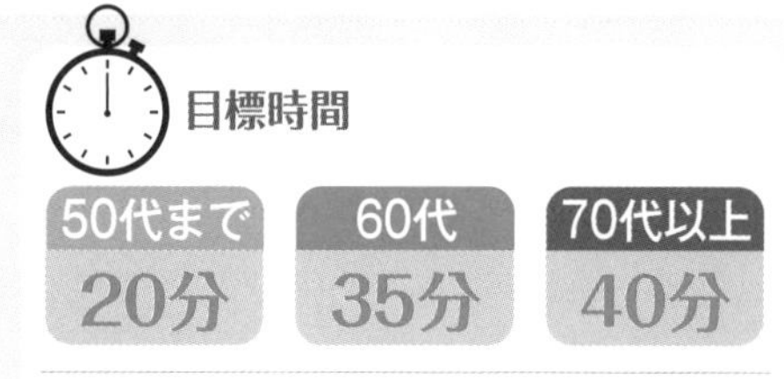

⑤ リスト 馬 牛 次 三 事 報 力 高 気 別

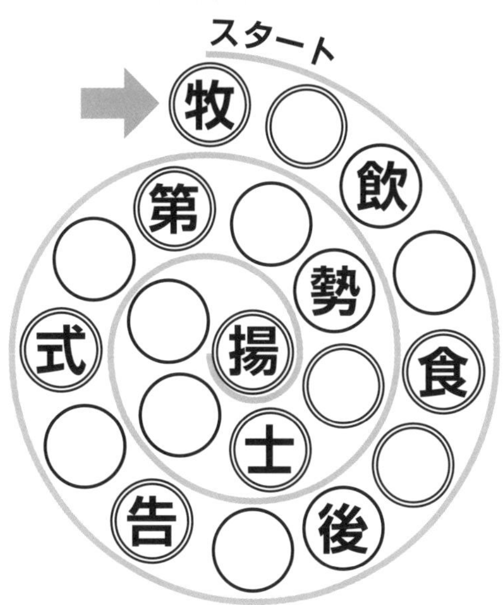

⑥ リスト 面 極 中 論 学 半 色 兼 写 蓄

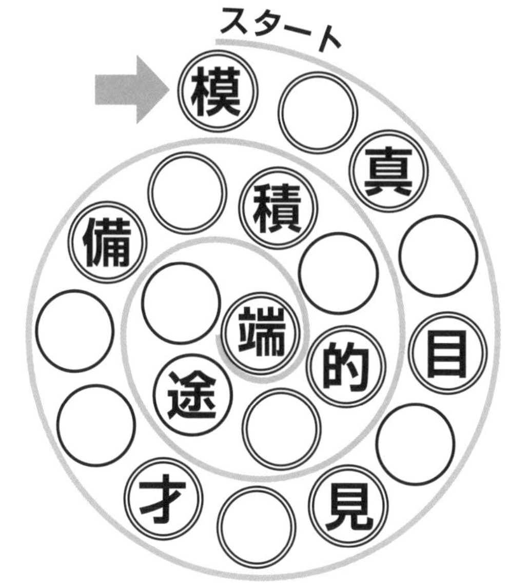

⑦ リスト 飾 尚 朝 折 背 択 時 通 四 礼 暮 過 術 肉

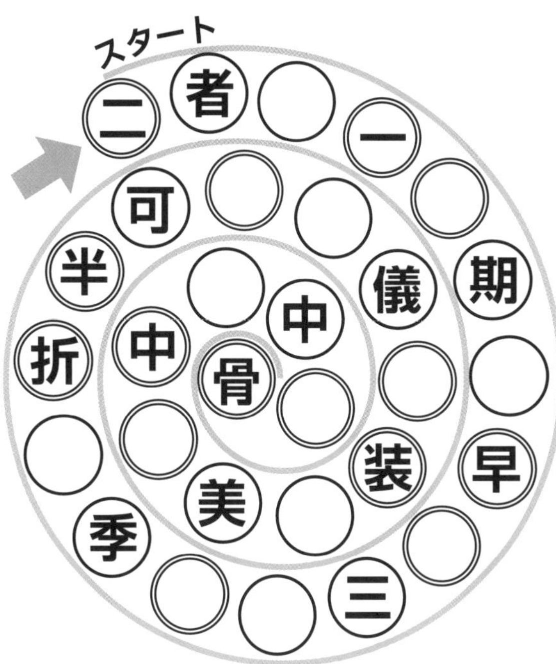

⑧ リスト 義 論 求 菓 派 外 兵 略 葉 務 念 素 和 辞

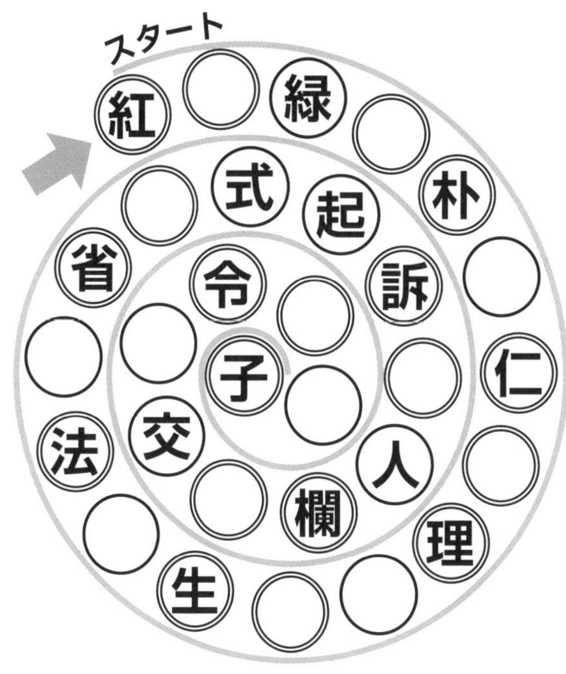

※解答は86ページをご覧ください

17日目 打ち消し漢字ドリル

実践日　　月　　日

難易度4★★★★☆

「未・不・無・非」の４種の打ち消し漢字のどれか１つを使って、各問で示された熟語を答えてください。本ページの答えになるすべての漢字がリストに記されています。打ち消し漢字もリストにあります。

①～⑩のリスト

未 未 未 不 不
無 無 無 非 非

＋

情 我 感 気 称 表 表 純
明 発 納 道 邪 快 対

① まじりけがあること。

答え □□

② ０時から３時くらいまでのこと。

答え □□

③ 私欲がなく、無心であること。

答え 無□

④ 考えられないほどひどい行為。

答え □□

⑤ 支払いが滞っていること。

答え □□

⑥ 気持ちが悪いこと。

答え □□□

⑦ 思うところなく、悪気がないこと。

答え □□□

⑧ ものとものとが互いに対応していないこと。

答え □□□

⑨ 世間に出回っていない作品など。

答え □□□

⑩ 思っていることを顔に出さないこと。

答え □□□

解答 ①不純、②未明、③無我、④非道、⑤未納、⑥不快感、⑦無邪気、⑧非対称、⑨未発表、⑩無表情

脳活ポイント

記憶力が自然に強くなる

打ち消しの熟語を思い出すドリルです。しゃべり言葉よりはニュースや新聞などでよく使われるでしょう。聞きなれない熟語も日常会話で使えば、記憶力が鍛えられます。このドリルをきっかけにしましょう。

50代まで	60代	70代以上
20分	30分	40分

正答数　／20問

かかった時間　分

⑪～⑳のリスト

未 未 不 不 不 無 無 無 非 非 ＋ 完 効 作 産 事 成 造 定 敵 透 動 難 明 利 率

⑪ 普段と変わりがないこと。

⑯ まだ出来上がっていないこと。

⑫ まだ決まっていないこと。

⑰ 成り行きが見通せないこと。

⑬ 条件や形勢がよくないこと。

⑱ 作業内容に無駄が生じていること。

⑭ 欠点や過ちを責め立てること。

⑲ 手軽にやってのけること。

⑮ 相手がいないほど強いこと。

⑳ 土地や建物などの財産のこと

解答 ⑪無事、⑫未定、⑬不利、⑭非難、⑮無敵、⑯未完成、⑰不透明、⑱非効率、⑲無造作、⑳不動産

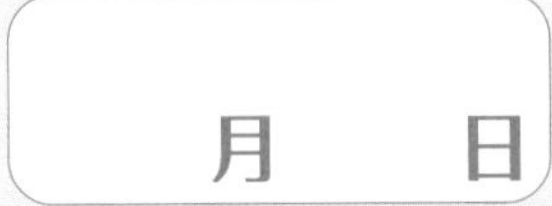

18日目 漢字熟語しりとり

実践日　月　日

難易度4★★★★☆

7つの漢字を使い、二字熟語をしりとりで作ります。できた二字熟語の右側の漢字が、次の二字熟語の左側の漢字になります。答えの最初と最後の漢字は1度しか使いません。うまくつながるように埋めてください。

❶ 路躍香退跳線進

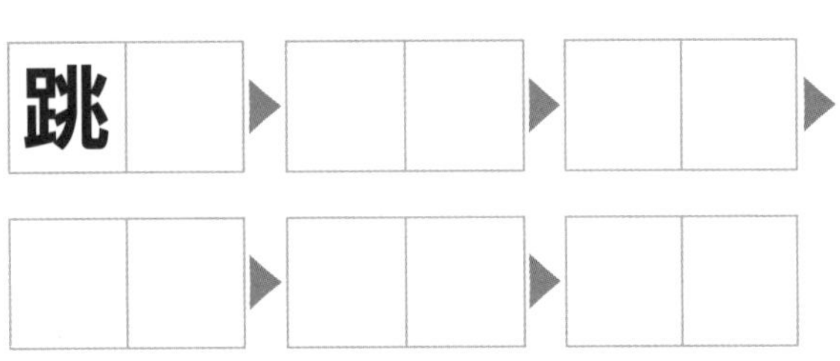

❺ 映質相反画疑違

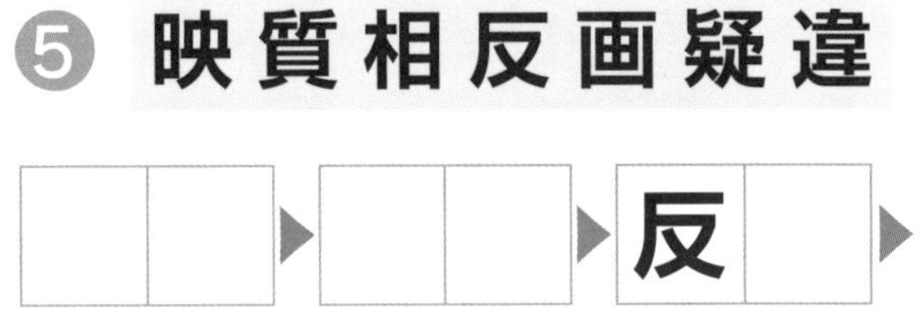

❷ 木長雑成混雨造

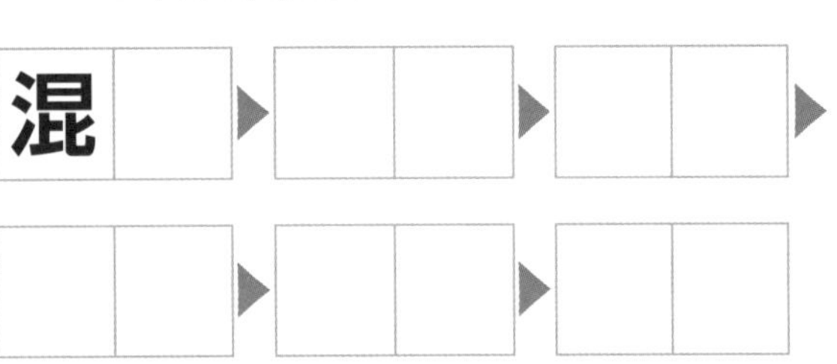

❻ 影長後気光老陰

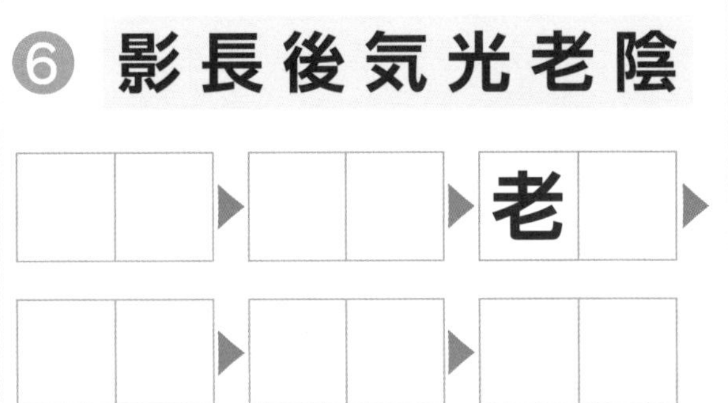

❸ 跡肉筆下皮絵眼

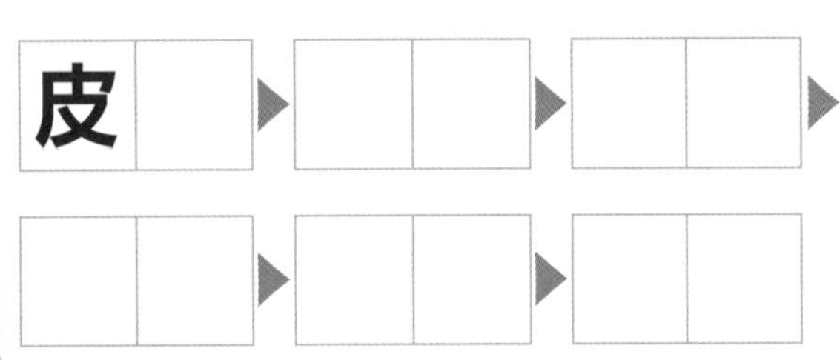

❼ 住権滞職停利在

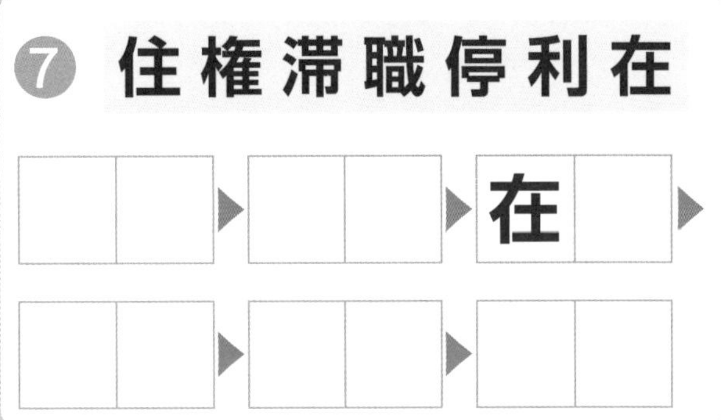

❹ 税刻虫印収遅益

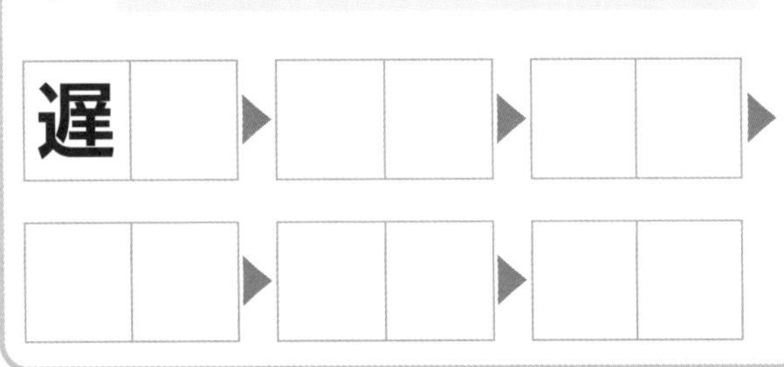

❽ 引軟点柔吸弱呼

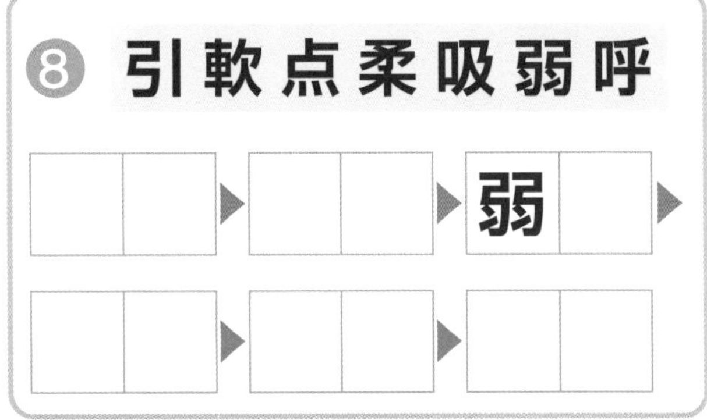

解答

❶跳躍→躍進→進退→退路→路線→線香、❷混雑→雑木→木造→造成→成長→長雨、
❸皮肉→肉眼→眼下→下絵→絵筆→筆跡、❹遅刻→刻印→印税→税収→収益→益虫、
❺相違→違反→反映→映画→画質→質疑、❻気長→長老→老後→後光→光陰→陰影、
❼停滞→滞在→在住→住職→職権→権利、❽柔軟→軟弱→弱点→点呼→呼吸→吸引

脳活ポイント

言語中枢を一段と磨く!

熟語をしりとりのようにつなげて並べることで、言語中枢である側頭葉を活性化させる効果が期待できます。また、想起力と洞察力、情報処理力も大いに鍛えられます。

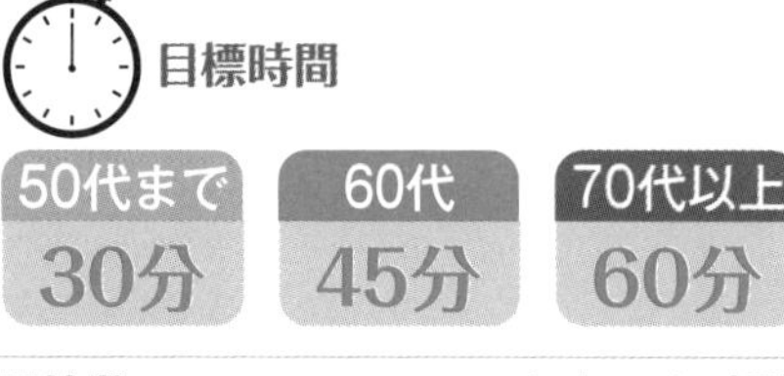

正答数 ／16問　かかった時間 分

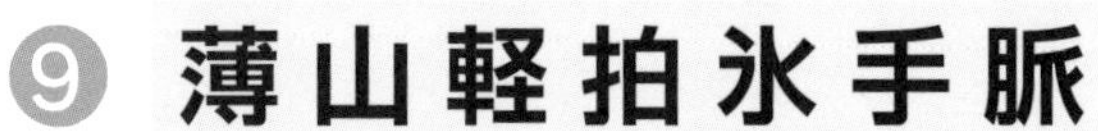
⑨ 薄山軽拍氷手脈

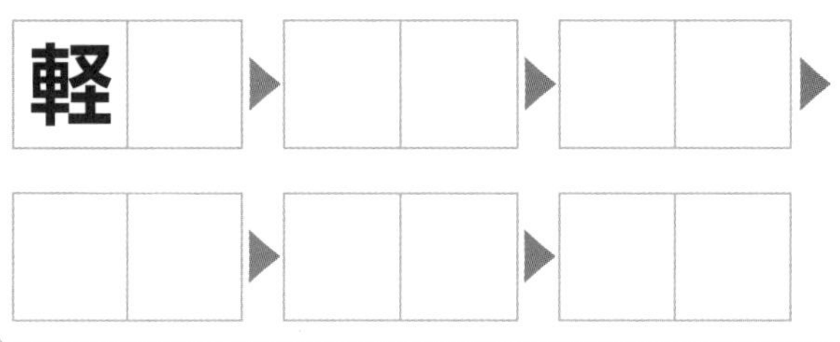

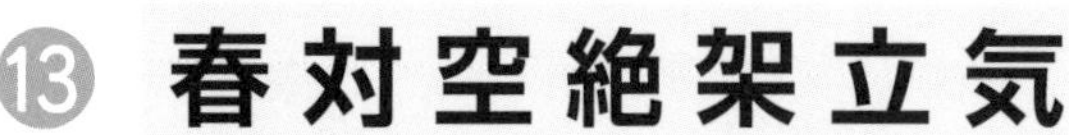
⑬ 春対空絶架立気

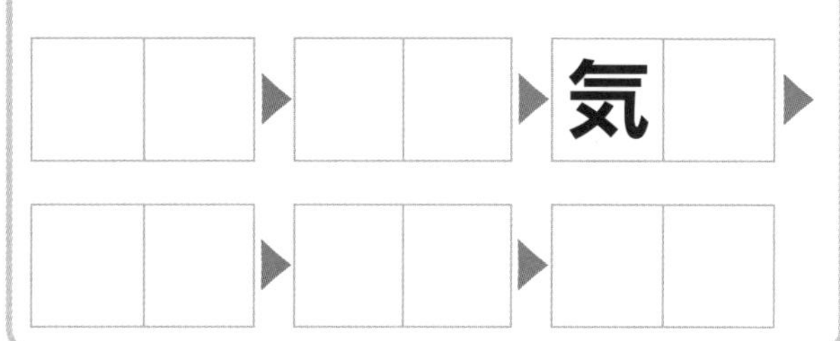

⑩ 音鍛乳観母練楽

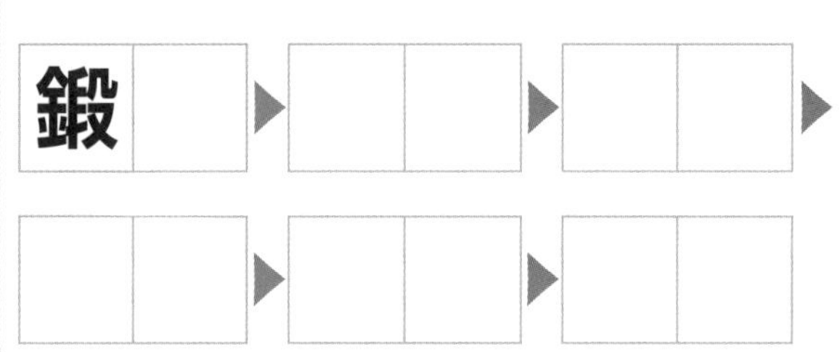

⑭ 味言問風質方台

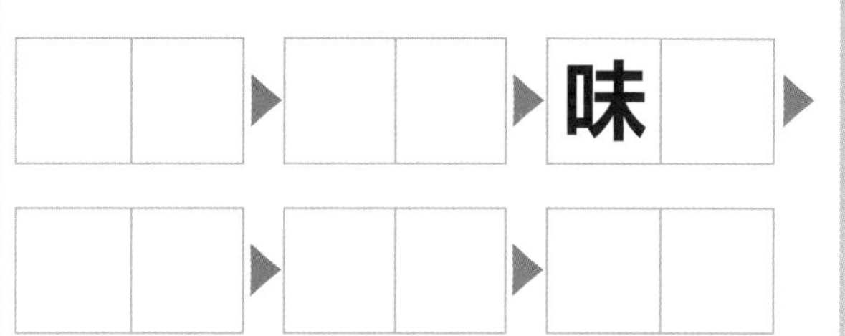

⑪ 沈能撃認力黙可

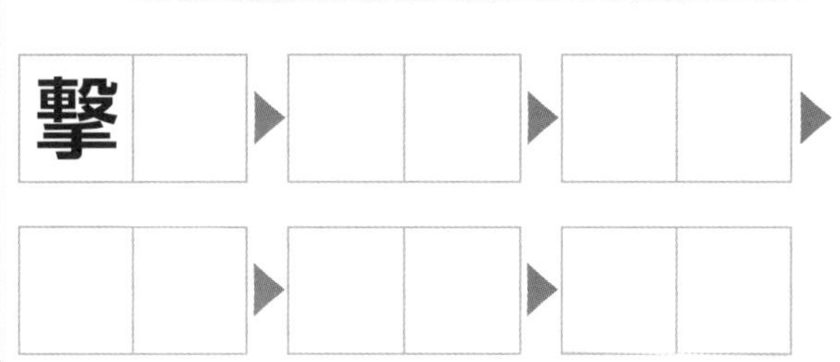

⑮ 重実漁体事師大

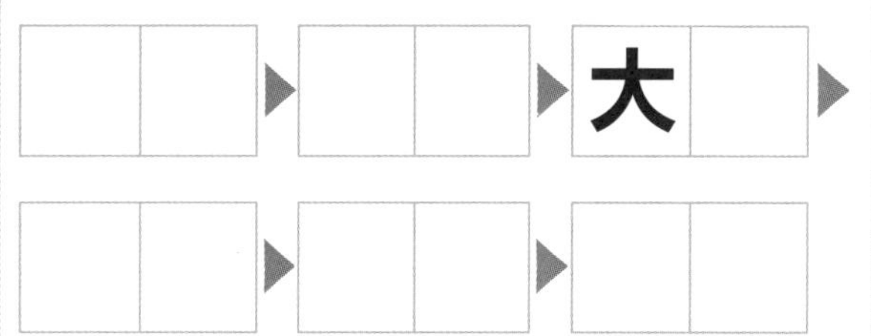

⑫ 参学字降見習拝

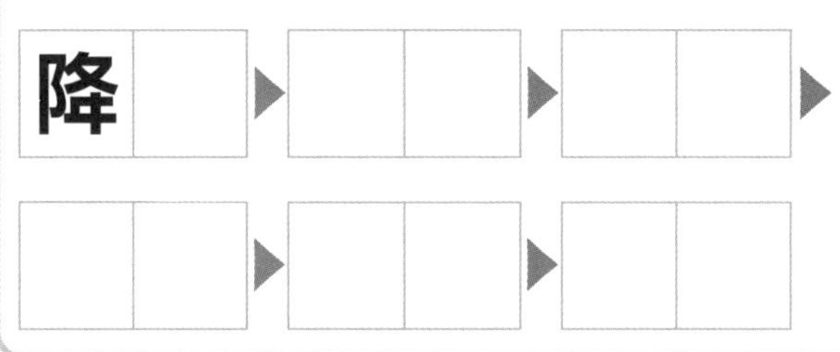

⑯ 定平否期公日安

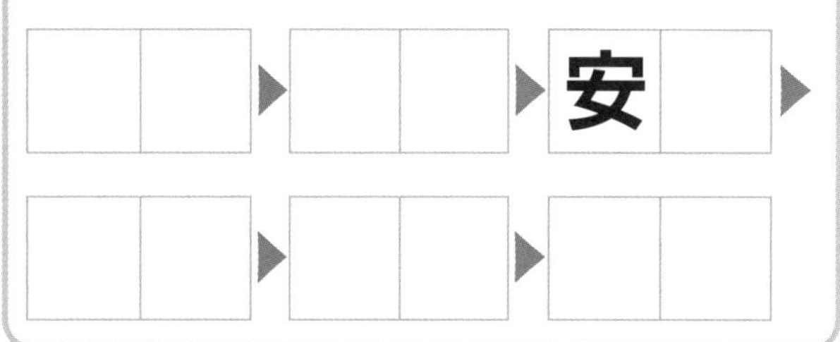

解答

⑨軽薄→薄氷→氷山→山脈→脈拍→拍手、⑩鍛錬→練乳→乳母→母音→音楽→楽観、
⑪撃沈→沈黙→黙認→認可→可能→能力、⑫降参→参拝→拝見→見学→学習→習字、
⑬架空→空気→気絶→絶対→対立→立春、⑭台風→風味→味方→方言→言質→質問、
⑮体重→重大→大漁→漁師→師事→事実、⑯公平→平安→安否→否定→定期→期日

19 日目

誤字から四字熟語

実践日

月　日

難易度5★★★★★

㋐～㋓の言葉には１ヵ所ずつ、間違いがあります。そこを○で囲み、正しい漢字を右のマスに書きます。４つの漢字を並べ替えてできる言葉を書いてください。四字熟語が合えば正解とします。

1 答え

㋐ 針小棒第
㋑ 生涯楽習
㋒ 衆議園
㋓ 無料息災

2 答え

㋐ 血総書
㋑ 学級分庫
㋒ 妖怪変下
㋓ 以心電心

3 答え

㋐ 異常汽象
㋑ 余備校生
㋒ 個人情法
㋓ 奇想夫外

4 答え

㋐ 意気知
㋑ 青点白日
㋒ 井口同音
㋓ 恋幻自在

5 答え

㋐ 株式項開
㋑ 幼稚円児
㋒ 異酷情緒
㋓ 永世中率

6 答え

㋐ 二動人格
㋑ 伊豆犬島
㋒ 標裏一体
㋓ 一触即髪

7 答え

㋐ 極悪否道
㋑ 上流回級
㋒ 三団論法
㋓ 日条茶飯

8 答え

㋐ 自然解東
㋑ 共損共栄
㋒ 礼静沈着
㋓ 生命帆険

9 答え

㋐ 帰巣反能
㋑ 伊勢神偶
㋒ 三臓法師
㋓ 無家屋敷

解答 ❶大学病院(第→大・楽→学・園→院・料→病)、❷伝統文化(総→統・分→文・下→化・電→伝)、❸天気予報(汽→気・余→予・法→報・夫→天)、❹天変地異(知→地・点→天・井→異・恋→変)、❺国立公園(項→公・円→園・酷→国・率→立)、❻重大発表(動→重・犬→大・標→表・髪→発)、❼非常階段(否→非・回→階・団→段・条→常)、❽冷凍保存(東→凍・損→存・礼→冷・帆→保)、❾宮本武蔵(反→本・偶→宮・臓→蔵・無→武)

脳活ポイント

ピンとくる直感力が磨かれる

四字熟語の間違い探しです。問題を続けて解いていくうちにおかしいところがどこなのか、すぐにピンとくるようになってきます。同時に記憶力も養われるので、日常の見落としやうっかりミスが減ります。

目標時間

50代まで	60代	70代以上
30分	40分	50分

正答数　／18問　かかった時間　分

⑩ 答え □□□□

㋐ 有理難題
㋑ 一網打陣
㋒ 操銃士
㋓ 黄断歩道

⑪ 答え □□□□

㋐ 自損自得
㋑ 止画書
㋒ 針少棒大
㋓ 百発百注

⑫ 答え □□□□

㋐ 奈古屋城
㋑ 適材適署
㋒ 千手勧音
㋓ 水合成

⑬ 答え □□□□

㋐ 順吹満帆
㋑ 島獣戯画
㋒ 鼻言葉
㋓ 日進週歩

⑭ 答え □□□□

㋐ 校通安全
㋑ 鎖骨奪胎
㋒ 義理人孃
㋓ 新聞歩道

⑮ 答え □□□□

㋐ 涼風迅雷
㋑ 環境保金
㋒ 東奔西草
㋓ 実刀伯仲

⑯ 答え □□□□

㋐ 神口密度
㋑ 公衆浴状
㋒ 集団投校
㋓ 貨持列車

⑰ 答え □□□□

㋐ 往復歯書
㋑ 話行一致
㋒ 高座振替
㋓ 時期尚草

⑱ 答え □□□□

㋐ 国際連号
㋑ 召臭令状
㋒ 在卓介護
㋓ 往民投票

解答 ⑩縦横無尽（有→無・陣→尽・銃→縦・黄→横）、⑪中小企業（損→業・止→企・少→小・注→中）、⑫観光名所（奈→名・署→所・勧→観・水→光）、⑬花鳥風月（吹→風・島→鳥、鼻→花・週→月）、⑭情報交換（校→交・鎖→換・孃→情・歩→報）、⑮全力疾走（涼→疾・金→全・草→走・刀→力）、⑯登場人物（神→人・状→場・投→登・持→物）、⑰早口言葉（歯→葉・話→言・高→口・草→早）、⑱集合住宅（号→合・臭→集・卓→宅・往→住）

20日目 漢字スケルトン

実践日

月　日

難易度③★★★☆☆

各問のリストにある二字熟語、三字熟語、四字熟語が共通の漢字でそれぞれつながるように各問のマスに入れていってください。１つだけ余った熟語が答えになります。

① 答え

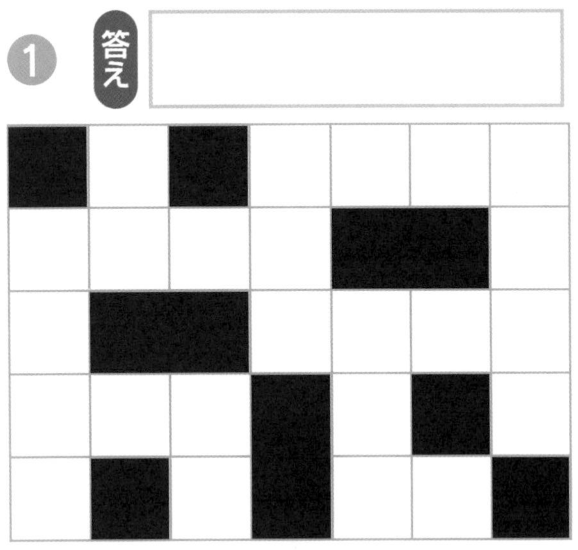

リスト
報告　図形　服装　分科会
乗馬服　社内報　追加点
整形外科　会社訪問　応用問題
分不相応　整列乗車

② 答え

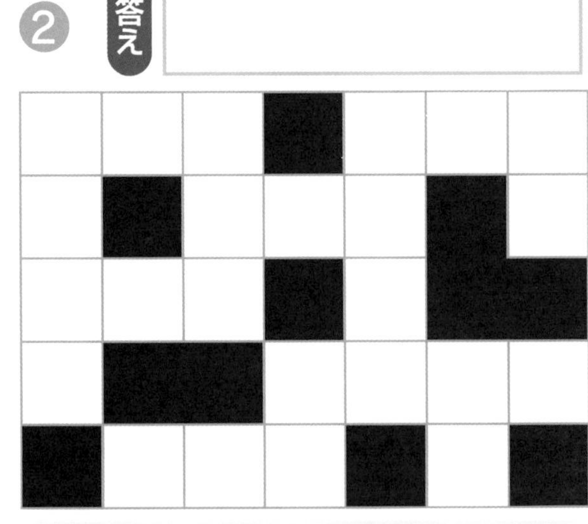

リスト
革新　医療　産地　無造作
開業医　結束力　上高地
量販店　力量者　指揮者
開店休業　結婚指輪　産業革命

③ 答え

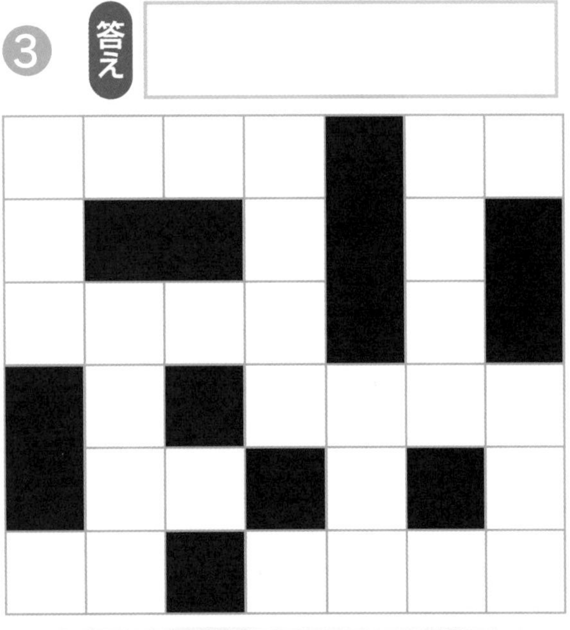

リスト
移行　家電　交渉　旅費
業界人　生意気　地球儀
気宇壮大　生年月日
日曜大工　他人行儀　交響楽団
工業団地　宇宙旅行

④ 答え

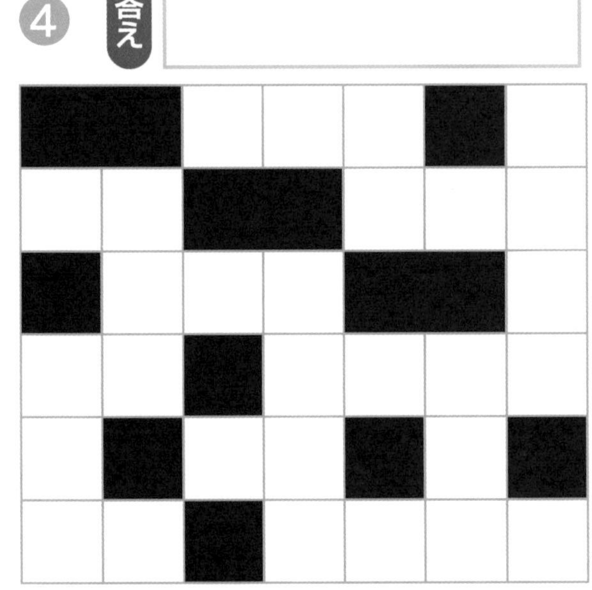

リスト
図表　野菜　腕前　最小
雷門　乱雑　野放図　小松菜
大波乱　中性花　雑収入
松竹梅　線香花火　雨天中止
立入禁止　梅雨前線

脳活ポイント

注意力と想起力を鍛える

リストにある熟語をクロスワード風に当てはめていくため、注意力が大いに鍛えられます。また、想起力や推理力、語彙力の鍛錬にも役立つことが期待できます。

目標時間

50代まで	60代	70代以上
20分	30分	40分

正答数 ／8問　かかった時間 分

⑤ 答え

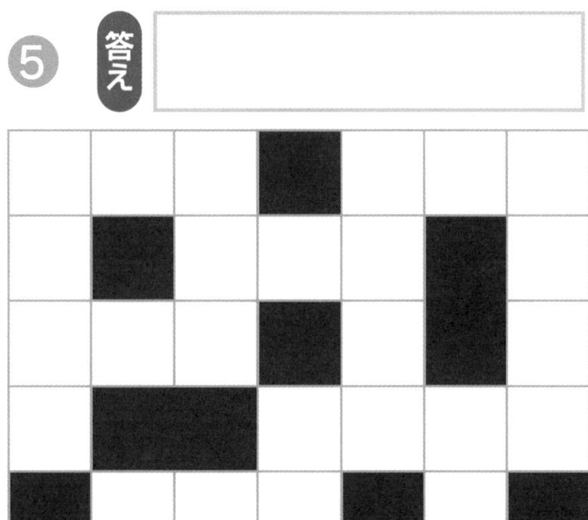

リスト

認可　吹雪　競売　生半可
無頓着　座布団　心技体
体操着　操縦席　団体演技
座席指定　心配無用　認定競技

⑥ 答え

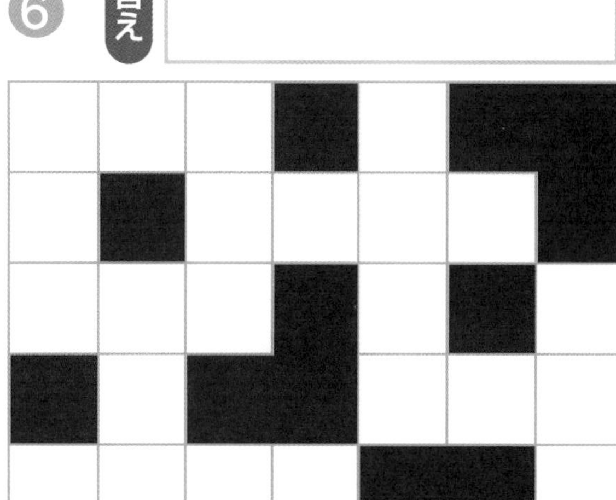

リスト

地方税　民俗学　甲子園
内視鏡　小天地　度外視
小京都　都民税　方向感覚
文学青年　体感温度

⑦ 答え

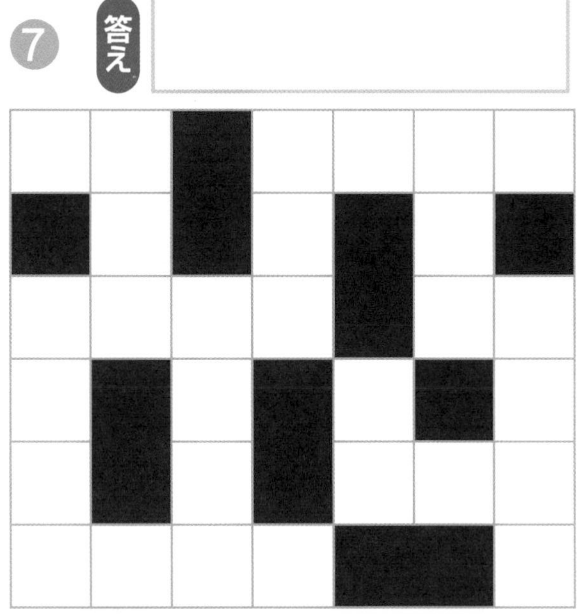

リスト

横暴　会社　佳作　山林
不動尊　暴露本　社会学
和歌山　林間学校　不協和音
日本武尊　正面玄関
武田信玄　日時修正

⑧ 答え

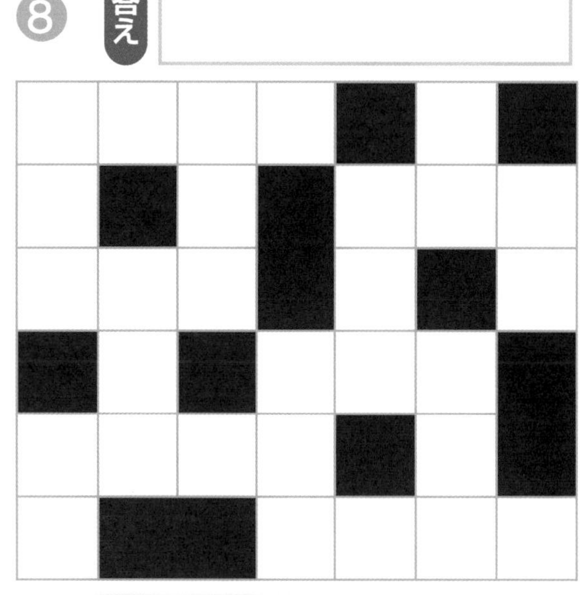

リスト

事情　戸棚　大将　給仕
針仕事　猿芝居　無理数
大多数　無限大　針千本
日本一　多国籍　日本猿
戸籍謄本　一言居士　無為無策

※解答は86～87ページをご覧ください

21日目 漢字セレクト

実践日

月　日

難易度5★★★★★

各問には、ある二字熟語の説明が書かれています。その二字熟語が何かを答えてください。このドリルで答えに用いる漢字は、下記のリストの中にすべてあります。２度使うものやダミーの漢字はありません。

❶次回のお知らせ

答え

❷国民の義務

答え

❸いいにおいの化粧品

答え

❹輪になって座る

答え

❺人に知らせず隠しておく

答え

❻２つ以上のものが１つになる

答え

❼生きるために吸うもの

答え

❽野菜や果物を作る仕事

答え

❾節分の翌日

答え

❿旅行先で見物する

答え

⓫生徒を連れていく

答え

⓬品物を届ける

答え

⓭人や車が通る

答え

⓮義務からはずれる

答え

❶～⓮のリスト

座	業	一	達	農	光	内	車	率	納
酸	致	香	税	予	水	素	観	緒	道
免	立	配	告	路	春	除	引		

解答 ❶予告、❷納税、❸香水、❹車座、❺内緒、❻一致、❼酸素、❽農業、❾立春、❿観光、⓫引率、⓬配達、⓭道路、⓮免除

脳活ポイント

思考力や洞察力を強化！

各問の説明文から、それがどんな二字熟語かを推理する過程で思考力や洞察力が大いに強化されます。同時に、二字熟語を思い出し、解答するための想起力や言語力もアップします。

50代まで	60代	70代以上
20分	30分	40分

正答数 ／28問　かかった時間 分

⑮ 役に立つ

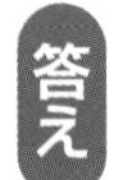

⑯ 前もって勉強する

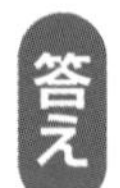

⑰ 意見をいいあう

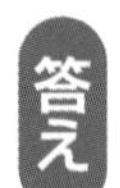

⑱ 特に力を入れる大事なところ

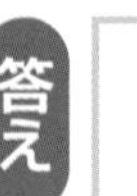

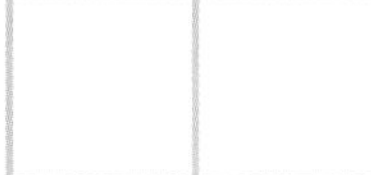

⑲ 喜んで承知する

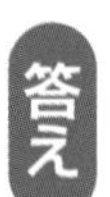

⑳ だんだんとよくなる

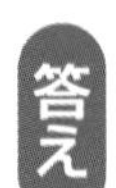

㉑ 自分に近いほう

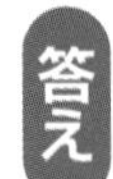

㉒ 作業が行われるところ

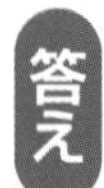

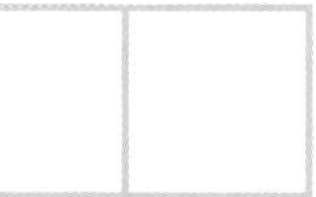

㉓ スポーツ選手の最後

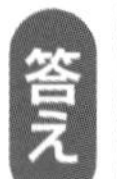

㉔ 源頼朝しかり織田信長しかり

答え

㉕ 顔つき

答え

㉖ 原因の反対

答え

㉗ 五本指もある肌着

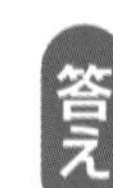

㉘ おなかがいっぱい

答え

⑮〜㉘のリスト

武	退	満	有	上	形	議	重	諾	習
向	現	引	点	前	相	果	予	論	結
下	手	場	効	士	靴	快	腹		

解答 ⑮有効、⑯予習、⑰議論、⑱重点、⑲快諾、⑳向上、㉑手前、㉒現場、㉓引退、㉔武士、㉕形相、㉖結果、㉗靴下、㉘満腹

22日目 言葉かくれんぼ

実践日

月　日

難易度 4 ★★★★☆

大きさや向きの異なる2字～4字の言葉がたくさん書かれた図を見て、各問に答えてください。答えは、図の熟語から探して、指定された個数分を解答欄に書きましょう。それぞれのページごとに答えてください。

❶ 学校の教科を示す言葉2つは何と何？

答え

❷ 花の名前を示す言葉2つは何と何？

答え

❸ 温泉地を示す言葉2つは何と何？

答え

❹ 日本の文豪を示す言葉2つは何と何？

答え

❺ 色の名前が入った言葉2つは何と何？

答え

❻ 物語の主人公を示す言語１つは何？

答え

❼ 和菓子の名前を示す言葉２つは何と何？

答え

❽ 音が出るものを示す言葉２つは何と何？

答え

解答 ❶国語・理科、❷向日葵・朝顔、❸由布院・鬼怒川、❹森鷗外・太宰治、❺黄金時代・青天白日、❻浦島太郎、❼甘納豆・人形焼、❽蓄音機・警笛

脳活ポイント

頭頂葉が鍛えられ認知力が向上!

図に書かれている熟語は大きさ・向き・書体がすべてバラバラなので、それぞれを識別するさいに、物の形を認識する頭頂葉が特に鍛えられます。認知力の向上に大いに役立ちます。

目標時間

50代まで	60代	70代以上
15分	20分	25分

正答数　　　かかった時間

／16問　　　分

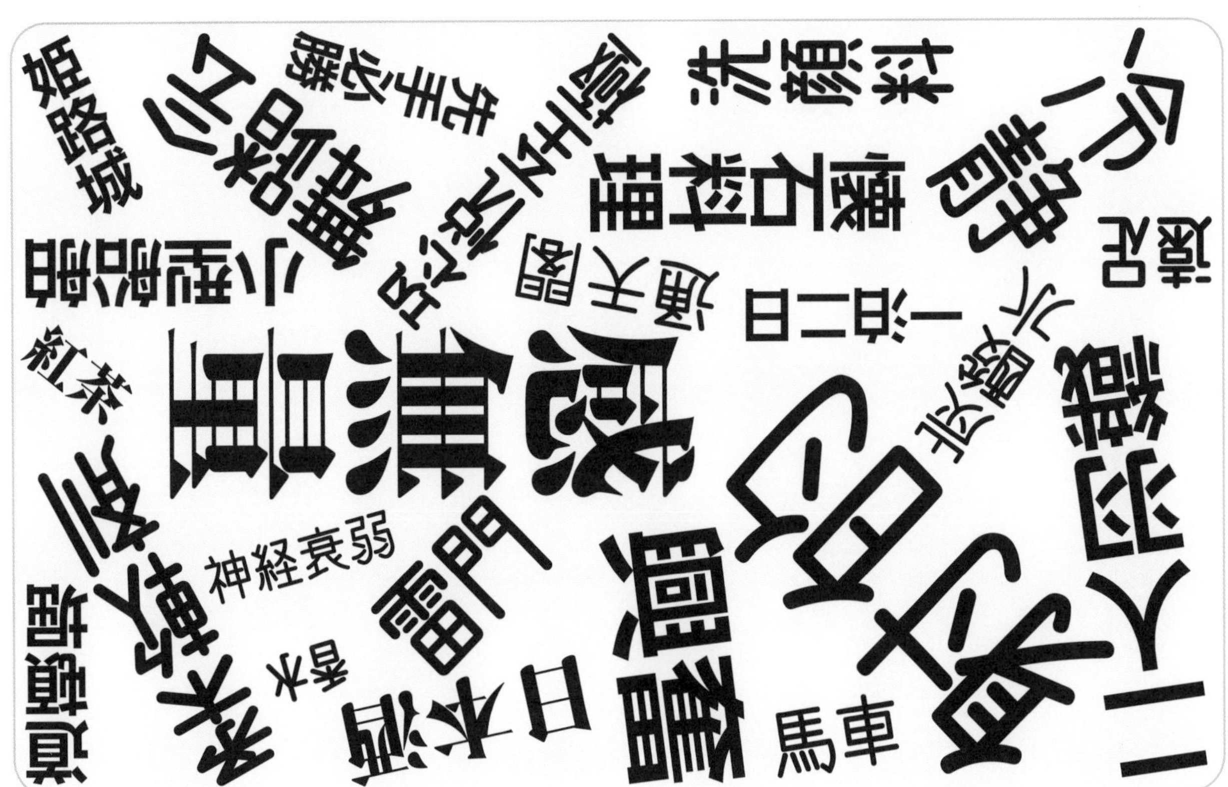

⑨ 童話「シンデレラ」に関連深い言葉2つは何と何？

答え

⑩ 体の部位が入った言葉3つは何と何と何？

答え

⑪ 寄席や宴会の余興として楽しませる芸を示す言葉1つは何？

答え

⑫ 読み方で「ぱ」がつく言葉2つは何と何？

答え

⑬ 意味が反対になる言葉1組は何？

答え

⑭ 大阪府に深くかかわる言葉2つは何と何？

答え

⑮ トランプ遊びにある言葉1つは何？

答え

⑯ 飲み物を示す言葉3つは何と何と何？

答え

解答 ⑨馬車・舞踏会、⑩遠足・先手必勝・洗顔料、⑪二人羽織、⑫小型船舶・一泊二日、⑬冷静・興奮、⑭道頓堀・通天閣、⑮神経衰弱、⑯紅茶・日本酒・炭酸水

23日目 漢字画数間違い探し

実践日

月　　日

難易度４★★★★☆

各問、指定された画数の漢字を５つ並べようとしましたが、そのうちの１文字だけ違った画数の漢字になってしまいました。その漢字が何か、またその漢字の正しい画数を答えてください。

❶ ５画の漢字

兄・匹・半・包・古

□ は □ 画

❷ ６画の漢字

全・危・向・住・仲

□ は □ 画

❸ ７画の漢字

志・抜・来・町・効

□ は □ 画

❹ ８画の漢字

促・侍・周・国・宝

□ は □ 画

❺ ９画の漢字

冠・便・倉・則・昨

□ は □ 画

❻ 10画の漢字

徒・恐・敏・梶・旅

□ は □ 画

❼ 11画の漢字

欲・混・率・週・堅

□ は □ 画

❽ 12画の漢字

復・登・幹・港・葉

□ は □ 画

解答 ❶匹は４画、❷住は７画、❸効は８画、❹促は９画、❺倉は10画、❻梶は11画、❼堅は12画、❽幹は13画

脳活ポイント

脳の司令塔を刺激！

間違いを探すことで「どこかおかしい」という直感が鋭く働き、脳の司令塔ともいえる前頭前野も刺激します。それに加え、注意力や推理力、想起力が大いに磨かれると考えられます。

目標時間

50代まで	60代	70代以上
20分	30分	40分

正答数 ／16問　かかった時間 分

⑨ 6画の漢字

江・芋・用・舟・舌

□は□画

⑩ 7画の漢字

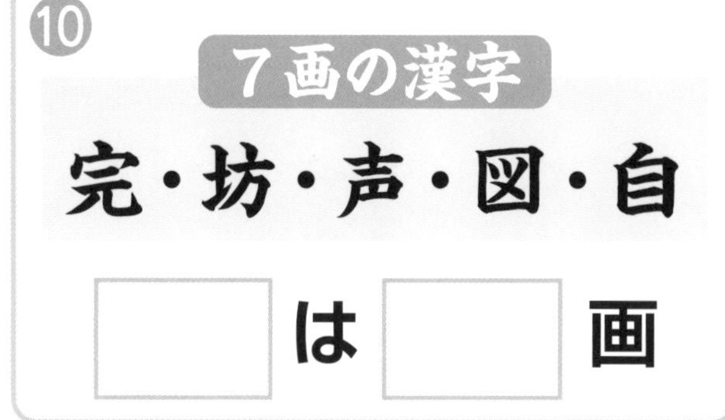

完・坊・声・図・自

□は□画

⑪ 8画の漢字

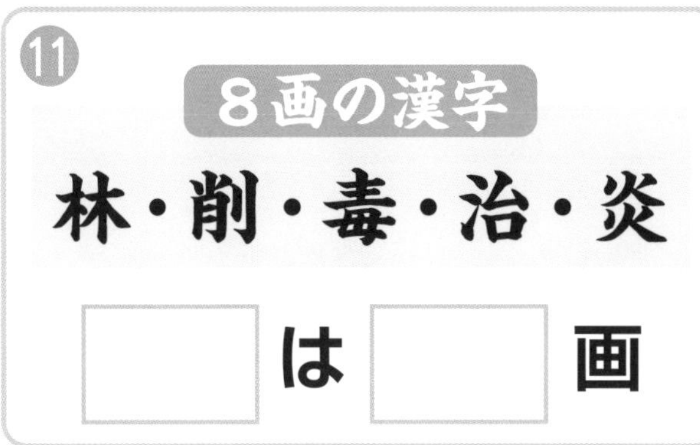

林・削・毒・治・炎

□は□画

⑫ 9画の漢字

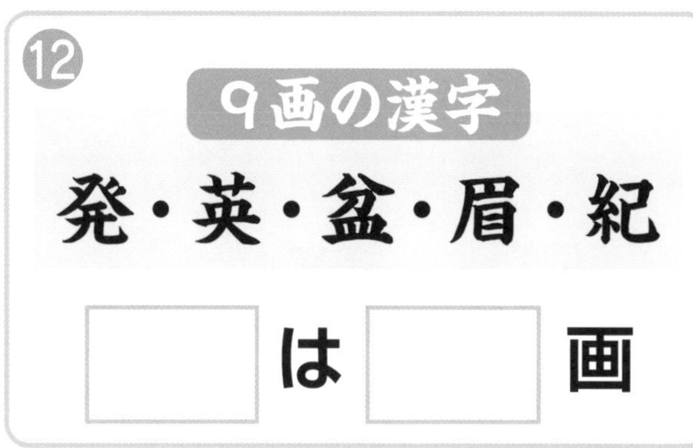

発・英・盆・眉・紀

□は□画

⑬ 10画の漢字

珠・衰・喝・能・純

□は□画

⑭ 11画の漢字

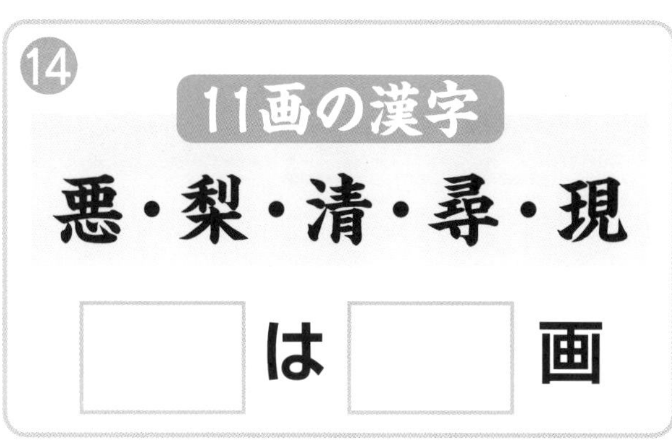

悪・梨・清・尋・現

□は□画

⑮ 12画の漢字

歳・扉・普・湿・痛

□は□画

⑯ 13画の漢字

猿・群・間・鈴・雷

□は□画

解答 ⑨用は5画、⑩自は6画、⑪削は9画、⑫英は8画、⑬喝は11画、⑭尋は12画、⑮歳は13画、⑯間は12画

24日目 漢字結びドリル

実践日

月　　日

難易度④★★★★☆

各問で提示されている４つの漢字それぞれの先か後に結びつけると、２字の言葉が作れる漢字１つをリストの中から選んでください。10問すべて解いたあと、リストに残った２つの漢字で言葉を作りましょう。

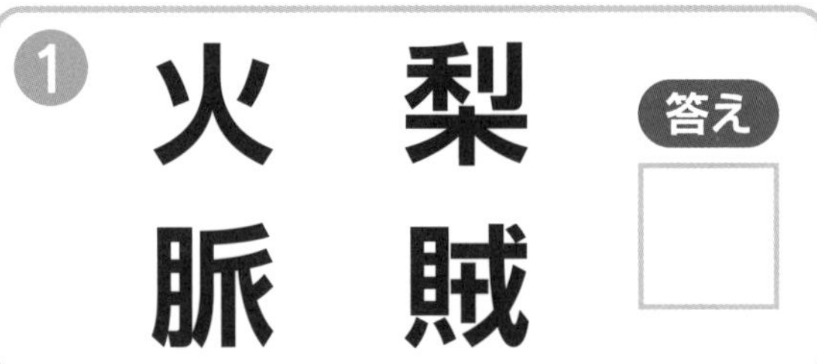

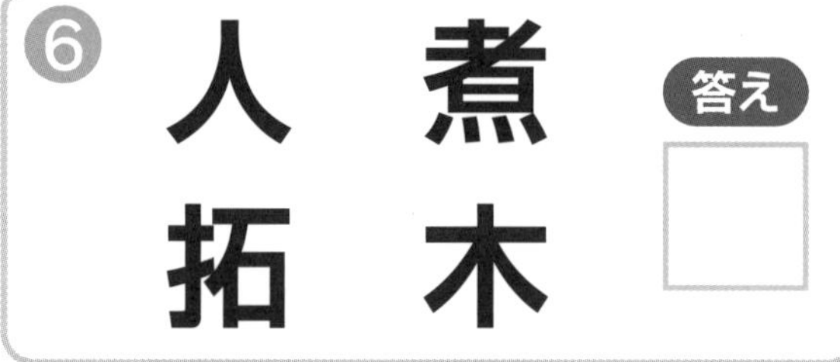

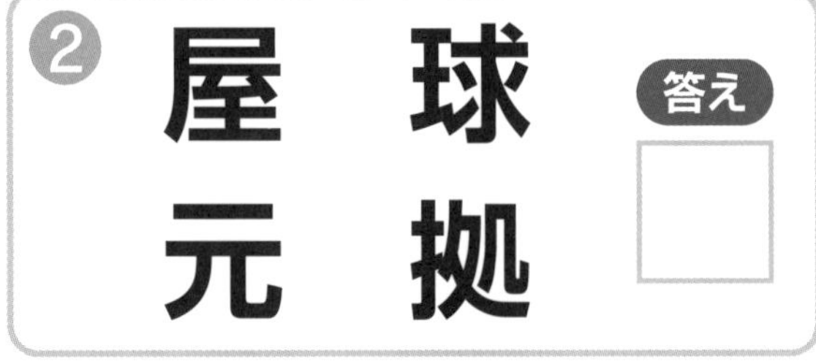

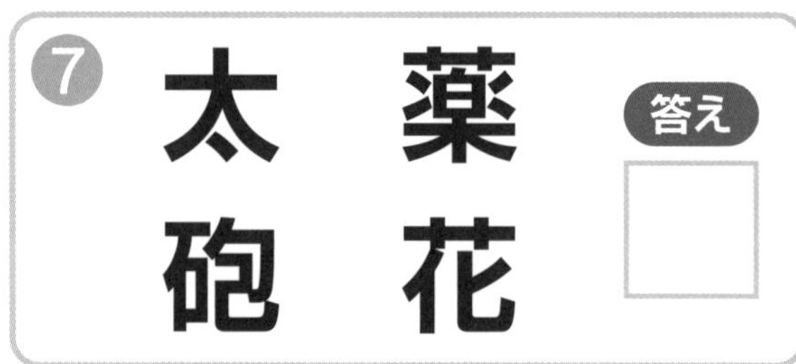

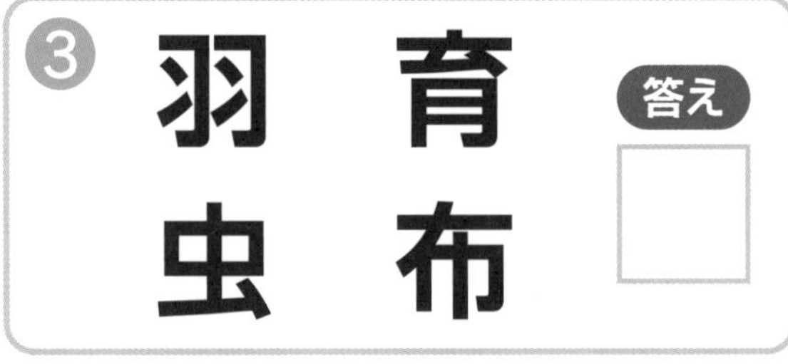

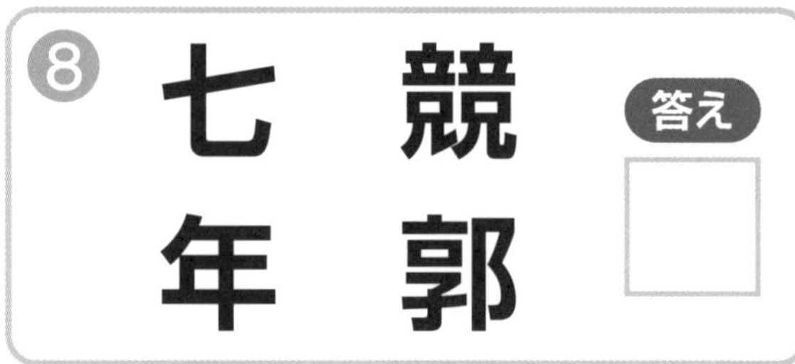

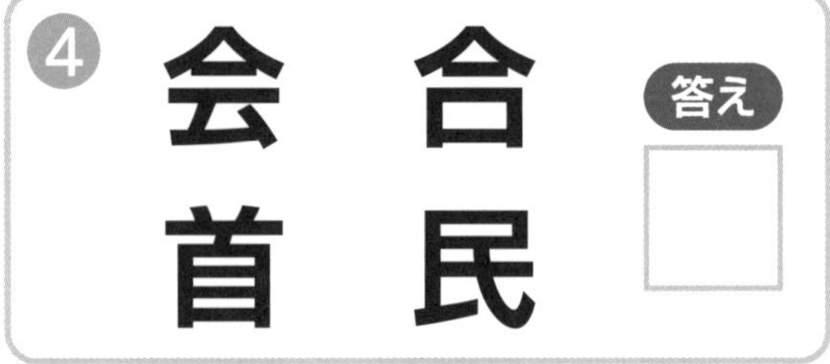

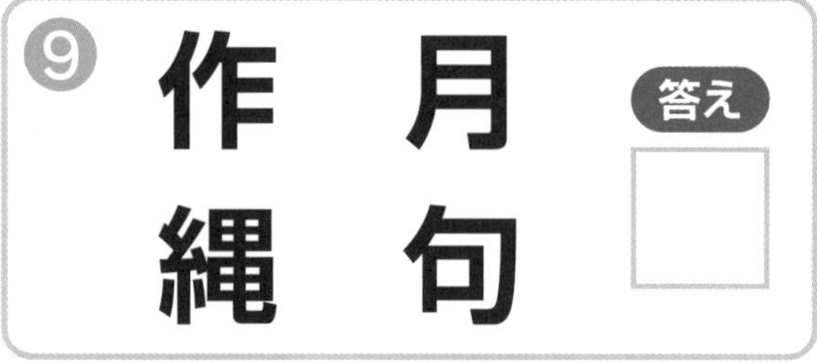

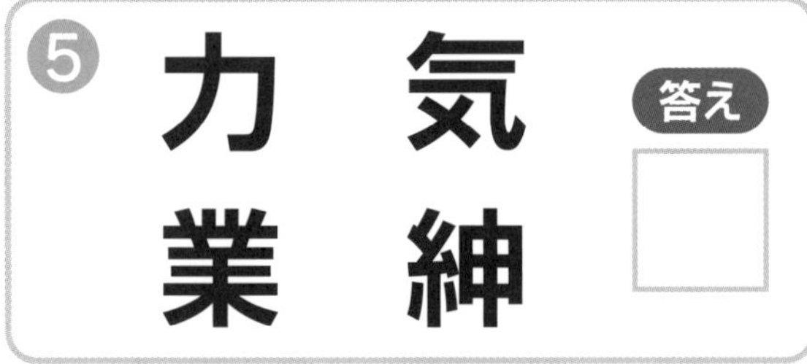

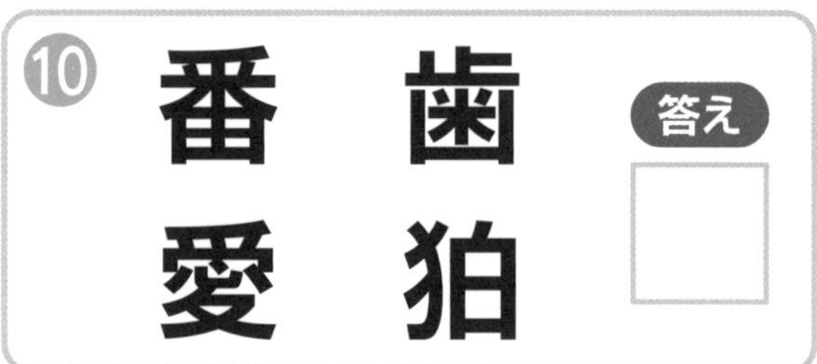

①～⑩のリスト

丸　犬　都　山　通　士
文　毛　根　知　輪　魚

余った２つの漢字でできる２字の言葉は何？

⑪

解答　①山、②根、③毛、④都、⑤士、⑥魚、⑦丸、⑧輪、⑨文、⑩犬、⑪通知

脳活ポイント

直感力・発想力・思考力が強化

どの漢字をリストから選んでいくか、熟語を思い出す想起力に加えて直感力・発想力・思考力も並行して必要になります。問題数が多いので集中力も鍛えられ、日常生活でのうっかり忘れの改善が期待できます。

目標時間

50代まで	60代	70代以上
20分	30分	40分

正答数 　／22問

かかった時間 　分

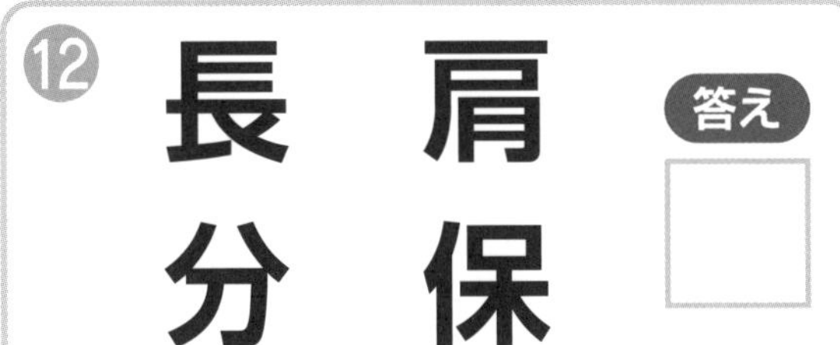

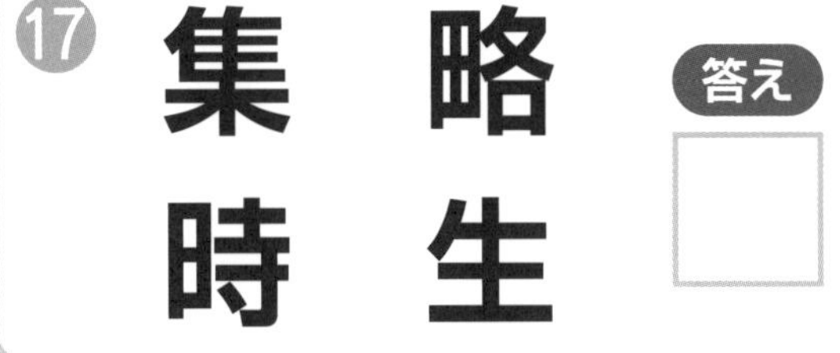

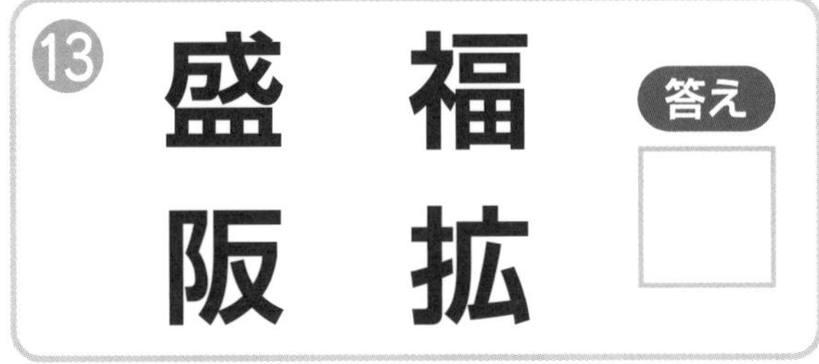

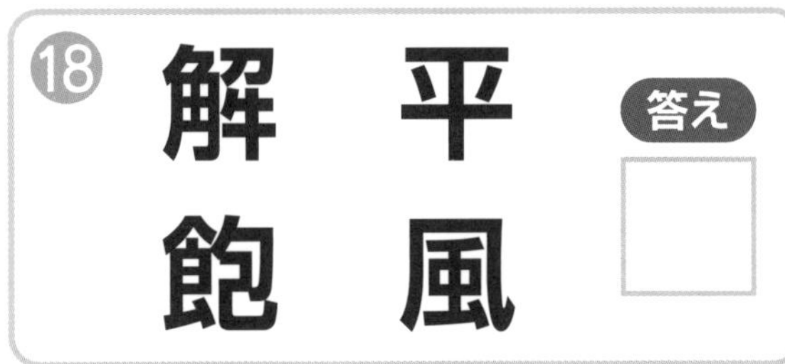

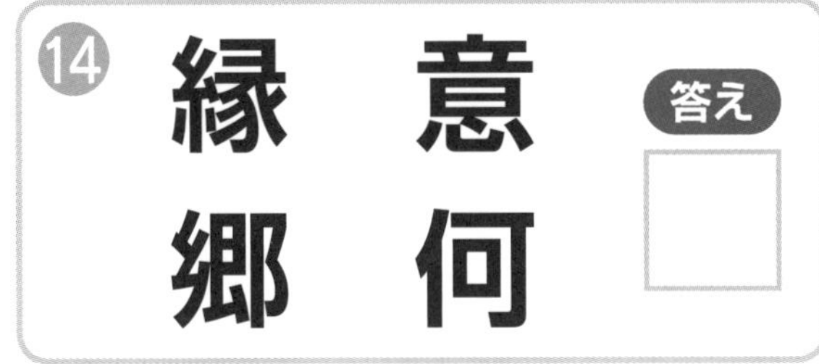

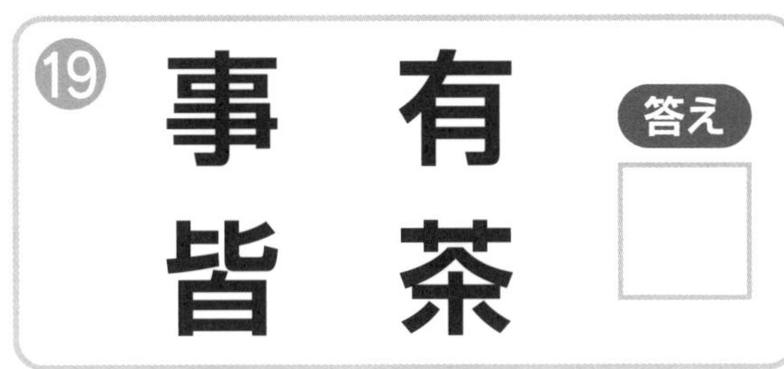

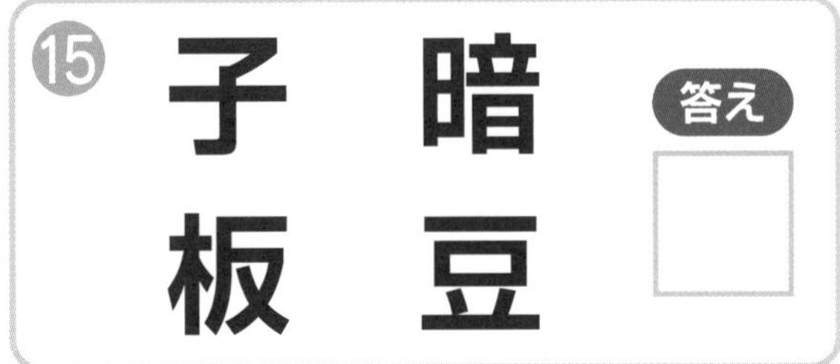

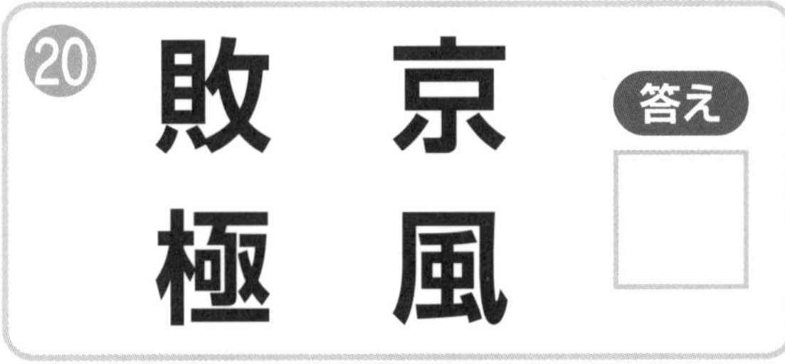

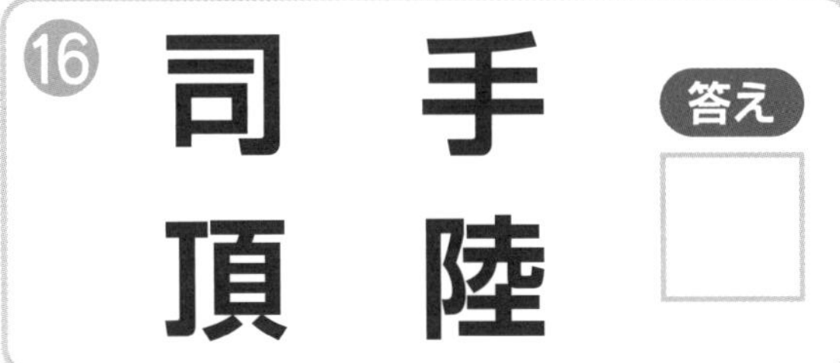

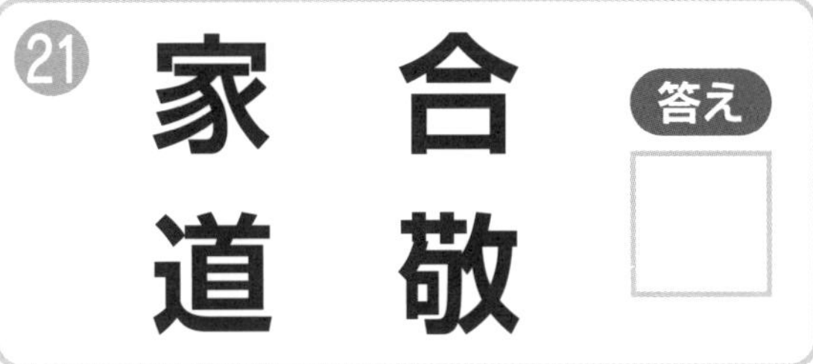

⑫～㉑のリスト

黒	気	具	無	故	計
北	身	大	勇	上	和

余った2つの漢字でできる2字の言葉は何？

解答 ⑫身、⑬大、⑭故、⑮黒、⑯上、⑰計、⑱和、⑲無、⑳北、㉑具、㉒勇気

25日目 並べ替え熟語探し

実践日

月　日

難易度③★★★☆☆

各問、A、Cにはバラバラになった二字熟語の読み仮名が、B、Dには三字熟語の読み仮名が提示されているので、リストから漢字を選んで熟語を解答欄に書いてください。小文字と大文字の区別はありません。

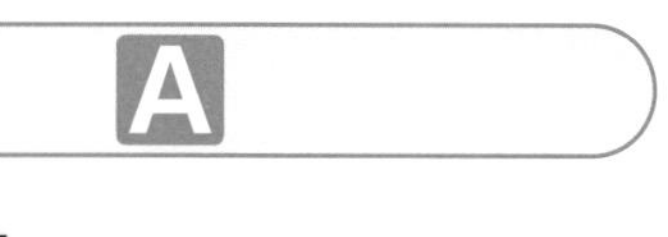

A

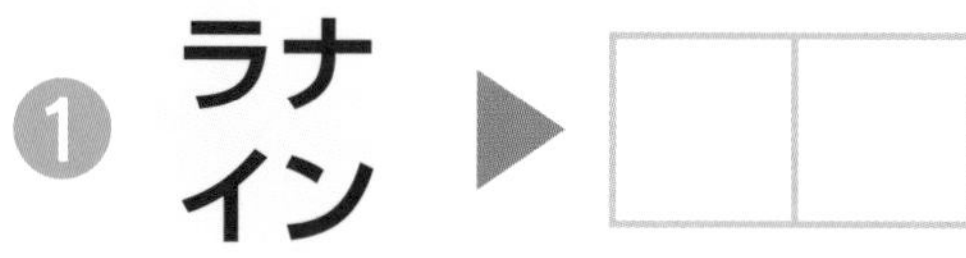

① ラナ イン ▶ □□

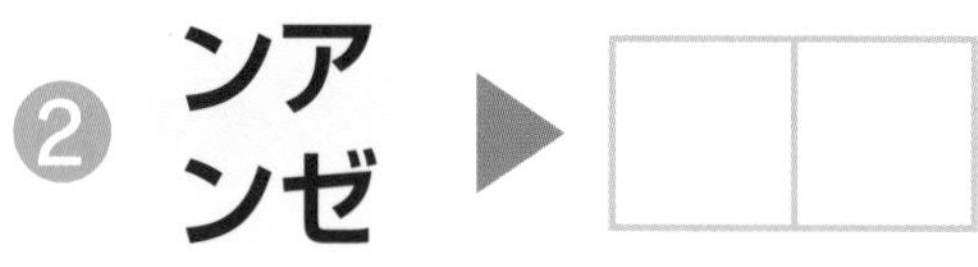

② ンア ンゼ ▶ □□

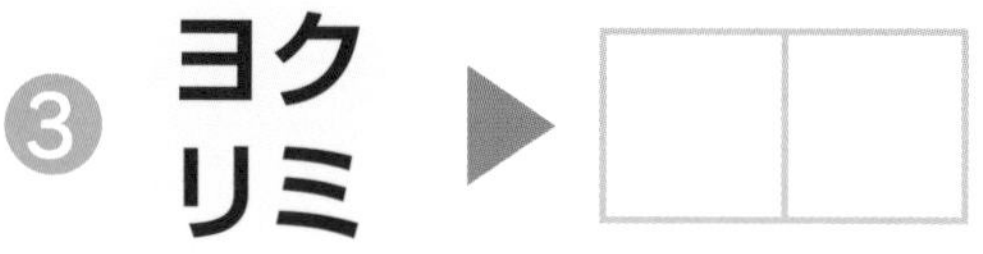

③ ヨク リミ ▶ □□

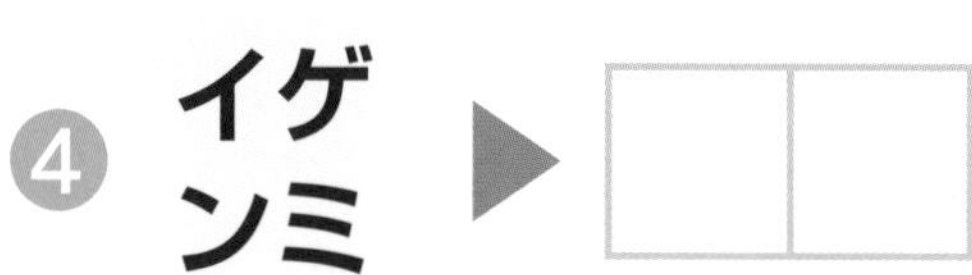

④ イゲ ンミ ▶ □□

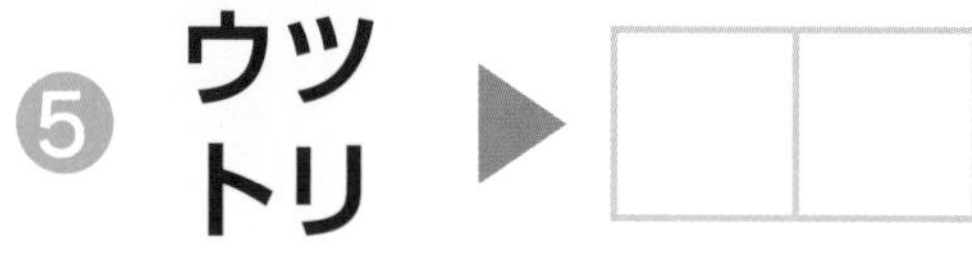

⑤ ウツ トリ ▶ □□

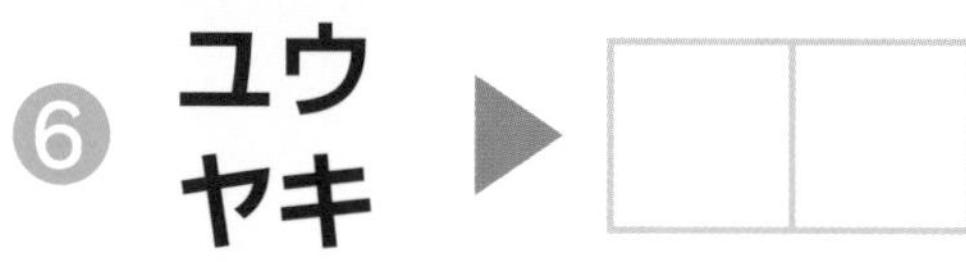

⑥ ユウ ヤキ ▶ □□

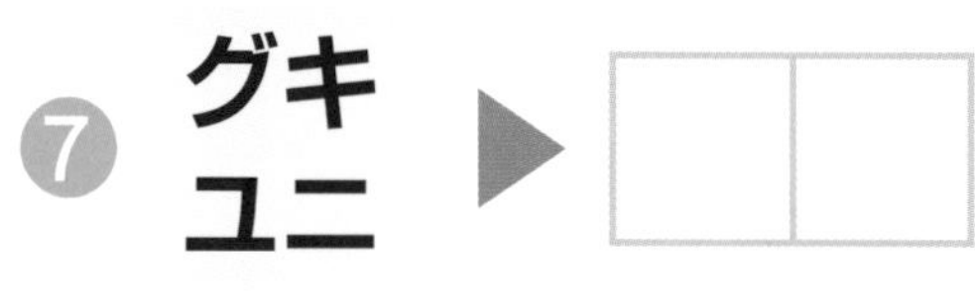

⑦ グキ ユニ ▶ □□

Aのリスト

力　立　安　内　冬
国　全　民　雪　芸
野　覧　魅　球

B

① カキホ テンク ▶ □□□

② ンシン カンア ▶ □□□

③ ホイカ ツウド ▶ □□□

④ ネヤカ タブ ▶ □□□

⑤ ヤンイ カラシ ▶ □□□

⑥ ブノサ ウクツ ▶ □□□

⑦ イクオ ンケガ ▶ □□□

Bのリスト

海　本　心　安　北　作　音
来　者　楽　屋　物　形　感
的　農　軽　格　船　館　道

解答
B ①本格的、②安心感、③北海道、④屋形船、⑤来館者、⑥農作物、⑦軽音楽
A ①内覧、②安全、③魅力、④民芸、⑤立冬、⑥野球、⑦雪国

脳活ポイント

認知力が向上し理解力も鋭くなる

バラバラのカタカナを熟語にする作業をくり返していると、認知力が向上して、理解力も鋭くなります。目にしたモノが何であるかをすぐに認識できて、考えがスッキリまとまるようにもなるでしょう。

目標時間
50代まで 40分
60代 50分
70代以上 60分

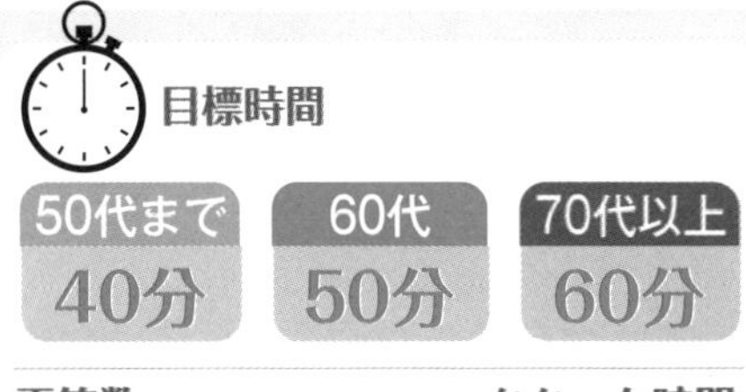

正答数 ／28問

かかった時間 分

C

① ウシキヨ ▶ □□

② ンウコオ ▶ □□

③ ボンオウ ▶ □□

④ クソヤク ▶ □□

⑤ ツンカラ ▶ □□

⑥ ウヒヨツ ▶ □□

⑦ テンンマ ▶ □□

Cのリスト

天 音 式 楽 温
洋 束 必 約 満
厚 防 要 観

D

① ゴラエソト ▶ □□□

② ウイウサコホ ▶ □□□

③ ンウエツユカ ▶ □□□

④ ヨソキウウリ ▶ □□□

⑤ ザトクウカ ▶ □□□

⑥ ポデメツマウ ▶ □□□

⑦ イダツンセイ ▶ □□□

Dのリスト

一 空 高 角 豆 絵 理
事 感 優 鉄 第 砂 砲
越 最 想 線 峰 郷 糖

解答

C ①洋式、②温厚、③防音、④約束、⑤楽観、⑥必要、⑦満天

D ①絵空事、②最高峰、③優越感、④理想郷、⑤角砂糖、⑥豆鉄砲、⑦第一線

26日目 ズバリ熟語

実践日

月　　日

難易度4 ★★★★☆

各問には、私たちになじみの深い慣用句やことわざ、いいまわしが提示されています。それぞれの意味を考えて、その言葉を表現するにふさわしい二字熟語を4つの中から1つ選び、丸をつけてください。

❶ディスる

困惑	転倒
悪口	忍耐

❷肩を持つ

味方	担当
支柱	誠意

❸一目置く

援助	献身
連帯	敬意

❹目頭が熱くなる

涙目	日光
目標	困難

❺後顧の憂い

退陣	心配
縁起	開眼

❻ブーたれる

肥満	文句
怒号	味付

❼もとのサヤに収まる

専属	解決
収納	返却

❽胸をなでおろす

減量	接触
大胆	安堵

❾口をとがらせる

不満	満足
空腹	歌唱

❿悦に入る

突然	満足
悲嘆	呆然

⓫ひざを打つ

納得	打撲
弱点	喪失

⓬息を殺す

生還	消沈
緊張	殺意

解答 ❶悪口、❷味方、❸敬意、❹涙目、❺心配、❻文句、❼解決、❽安堵、❾不満、❿満足、⓫納得、⓬緊張

脳活ポイント

日本語の奥深さを再確認！

なじみの深い慣用句やことわざ、いいまわしの持つさまざまな表現にふれて、日本語の奥深さを再確認できるドリルです。直感力や判断力、語彙力を磨く効果が見込めます。

目標時間

50代まで	60代	70代以上
15分	20分	25分

正答数　　／24問

かかった時間　　分

⑬ 極楽とんぼ

気楽	夢想
昆虫	相方

⑭ 石部金吉

社長	倹約
節約	堅物

⑮ 引導を渡す

断念	親切
誘導	終活

⑯ 足を向けて寝られない

軽蔑	習慣
迷信	感謝

⑰ 身につまされる

貧乏	同情
奔放	贈与

⑱ けれんみがない

正直	大胆
嫌味	悪意

⑲ ダメもと

源流	挑戦
腐敗	無視

⑳ 青雲の志

計画	強欲
香典	出世

㉑ 愁眉を開く

悲嘆	剣幕
猜疑	安心

㉒ スズメ百まで踊り忘れず

曲芸	飼育
習性	憐憫

㉓ 口火を切る

開始	激熱
狙撃	呆然

㉔ 内弁慶

気弱	剛力
激痛	頭巾

解答 ⑬気楽、⑭堅物、⑮断念、⑯感謝、⑰同情、⑱正直、⑲挑戦、⑳出世、㉑安心、㉒習性、㉓開始、㉔気弱

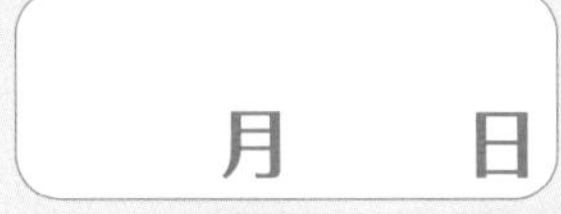

27日目 熟語知恵の輪

実践日

月　日

難易度③★★★☆☆

各問、文字の大きさや、向きを変化させた漢字４つが、バラバラに提示されています。その４つの漢字をそれぞれ１回ずつすべて使って、日常的によく使われる二字熟語を２つ作ってください。答えは順不同です。

①

答え

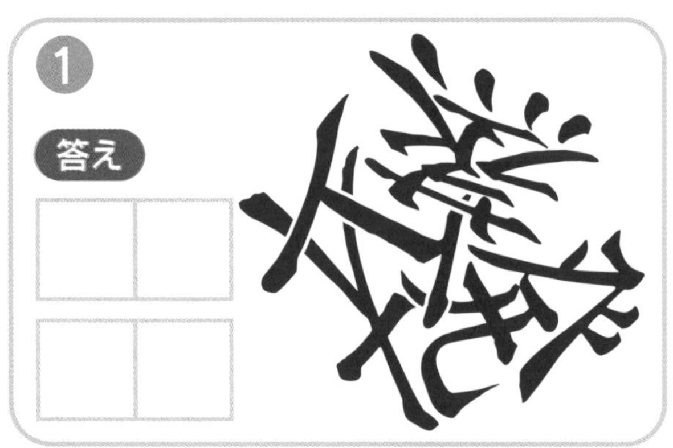

②

答え

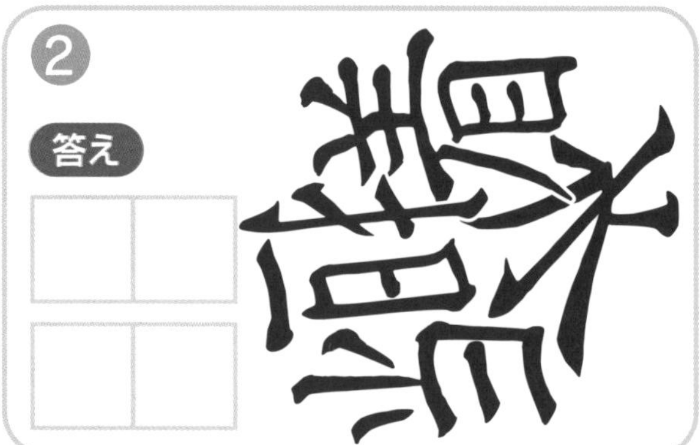

③

答え

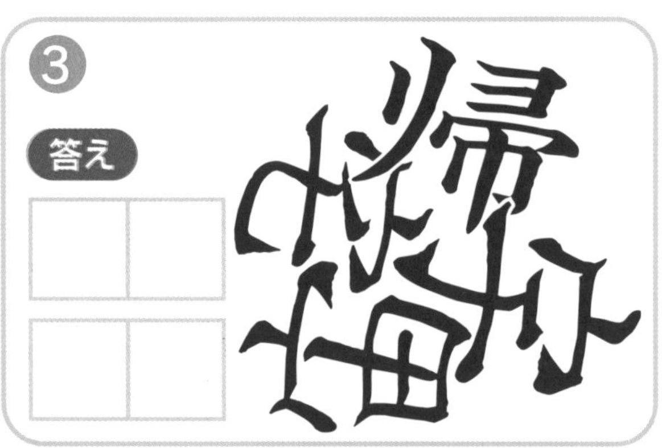

④

答え

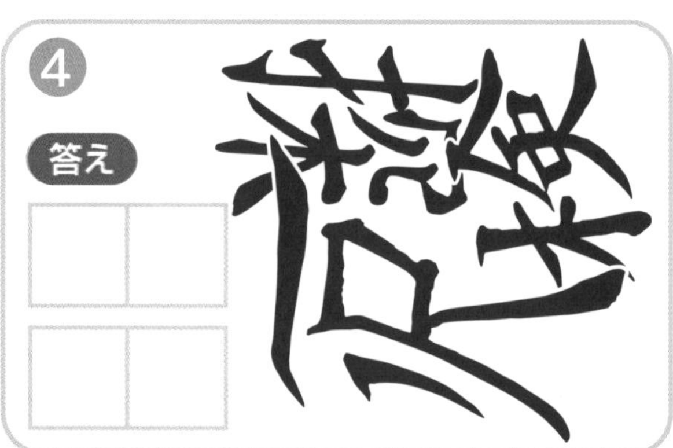

⑤

答え

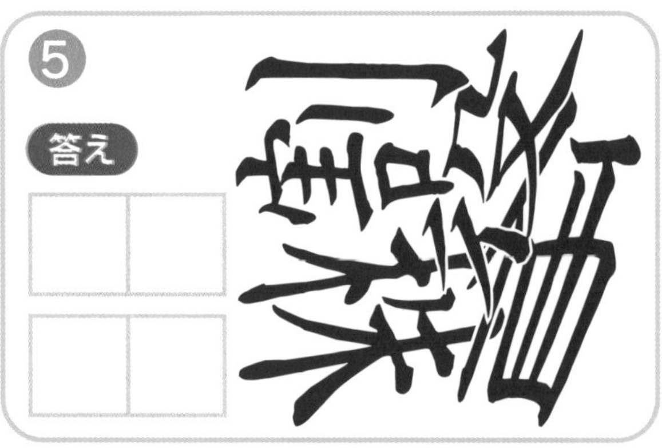

⑥

答え

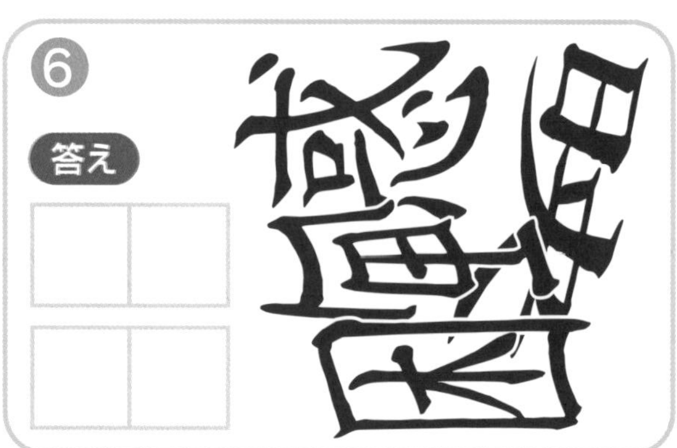

⑦

答え

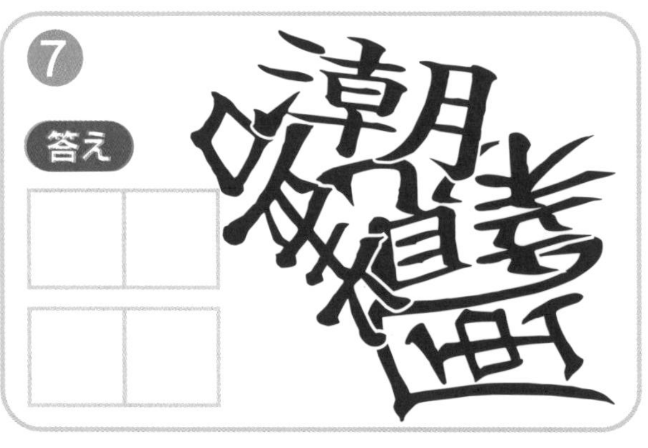

⑧

答え

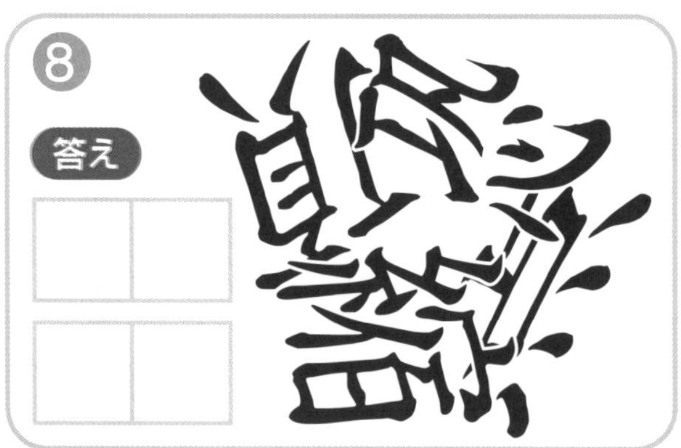

解答 ①大工・蒸発、②水着・担当、③宇宙・帰宅、④探検・凡人、⑤株価・役割、⑥映画・困惑、⑦親善・風潮、⑧頂点・恐縮

脳活ポイント

想起力と識別力を磨く

４つの漢字が、あたかも知恵の輪のように組み合わさっているので、それを解きほぐす識別力と、新たに組み合わせて二字熟語を考える想起力や発想力が同時に鍛えられます。

目標時間

50代まで	60代	70代以上
15分	20分	25分

正答数　　　かかった時間

／16問　　　分

⑨ 答え

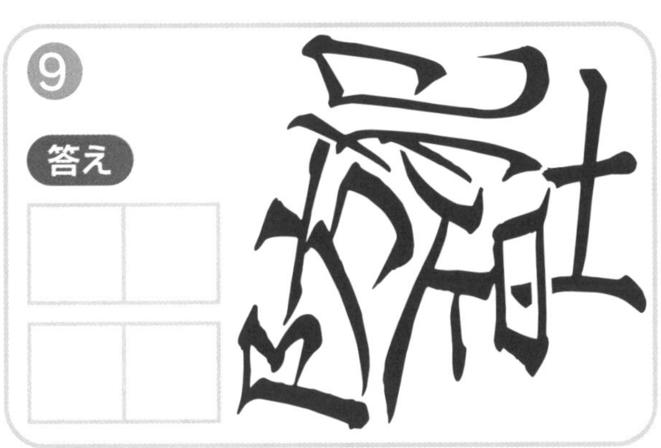

⑩ 答え

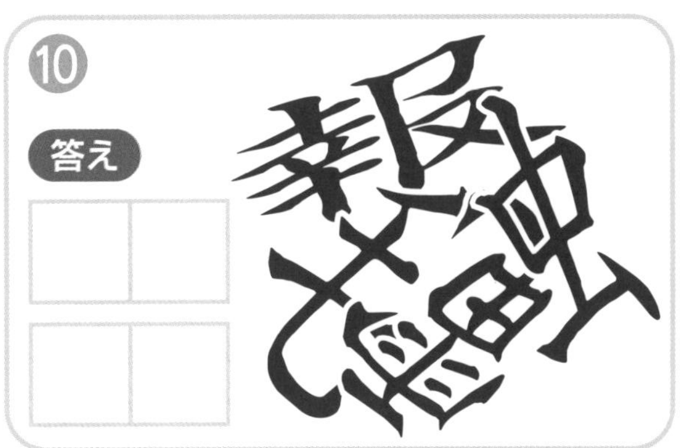

⑪ 答え

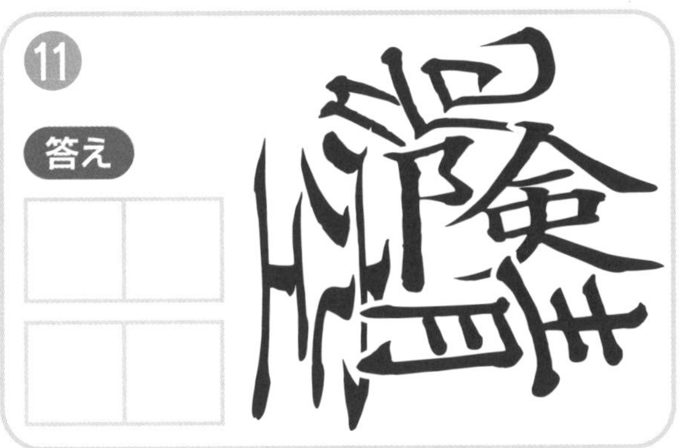

⑫ 答え

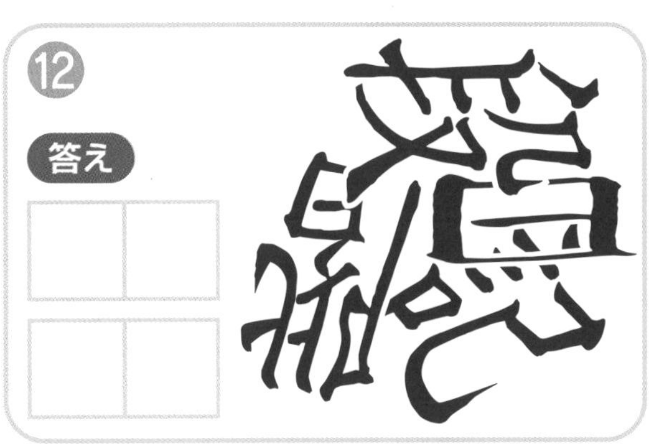

⑬ 答え

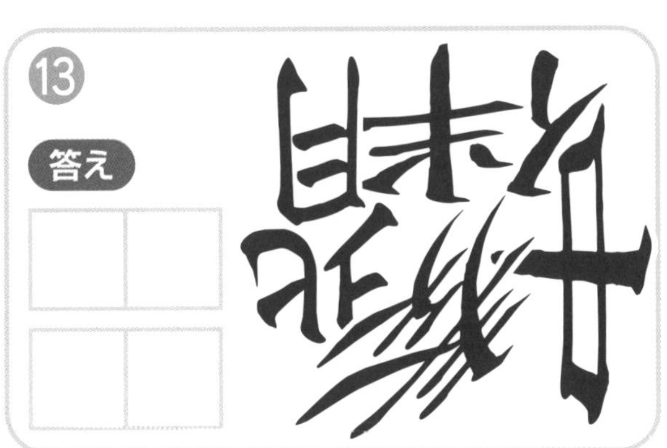

⑭ 答え

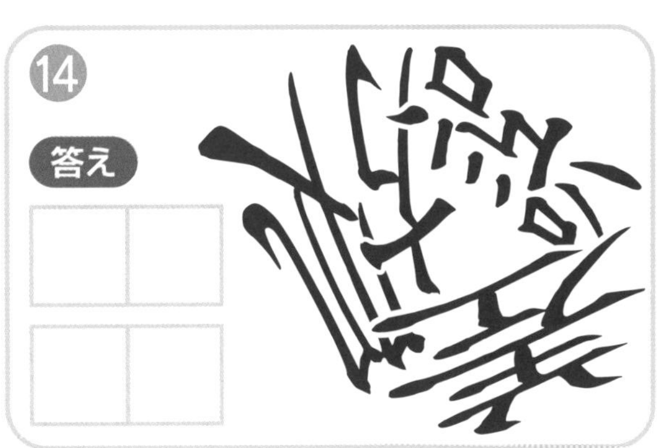

⑮ 答え

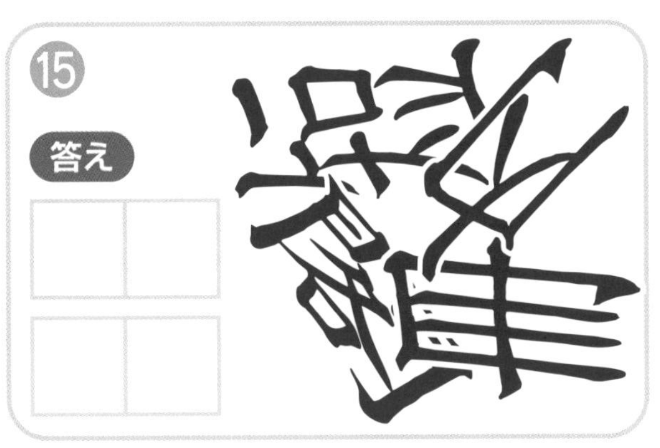

⑯ 答え

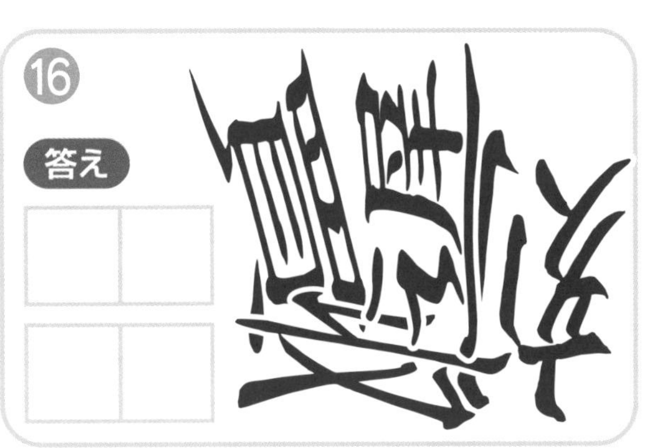

解答　⑨土足・防犯、⑩毛虫・電報、⑪青空・危険、⑫日記・階段（段階もOK）、⑬背中（中背もOK）・伴奏、⑭処方・誤差、⑮短冊・内閣、⑯買収・遅刻

28日目 熟語駅伝

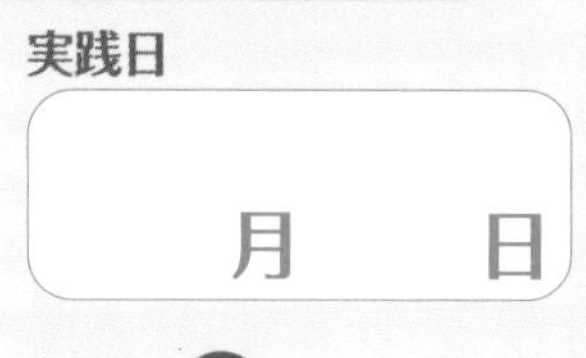

難易度4★★★★☆

2～4文字の熟語が成立するよう、問題に提示された漢字をすべて、右のマスに当てはめてください。矢印でつながる上下のマスには同じ漢字が入ります。各問、すでに漢字が入っているマスもあります。

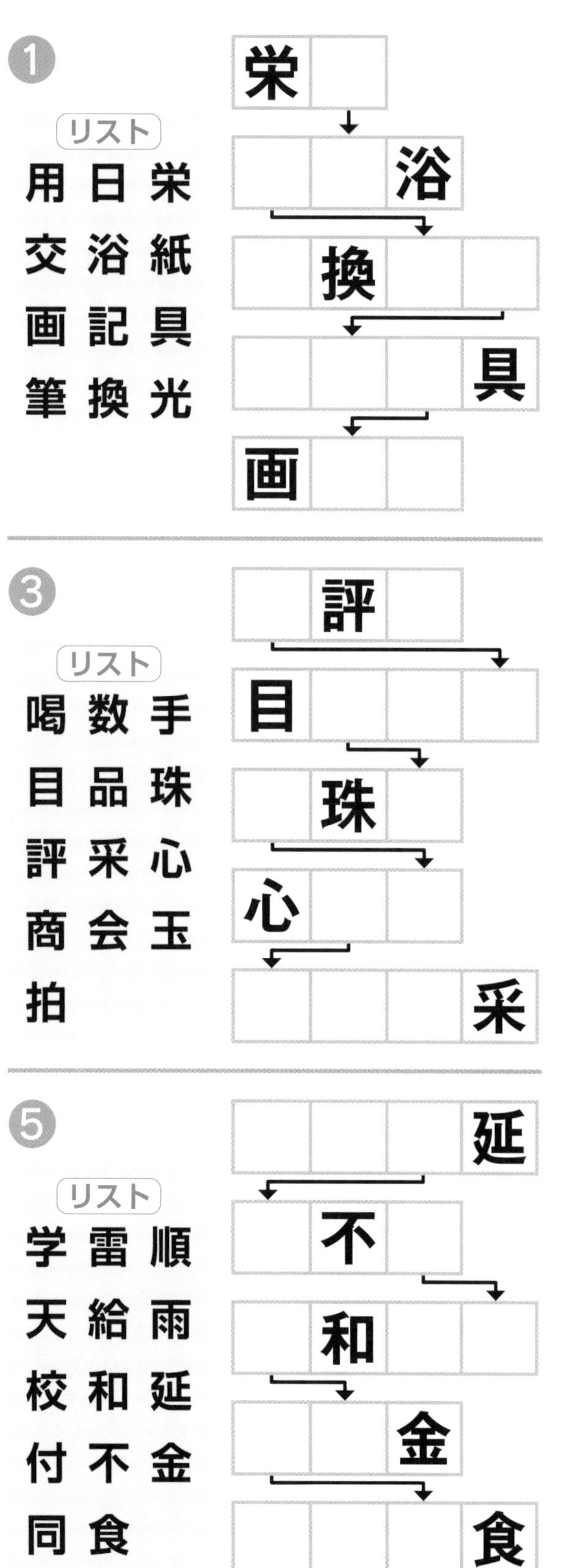

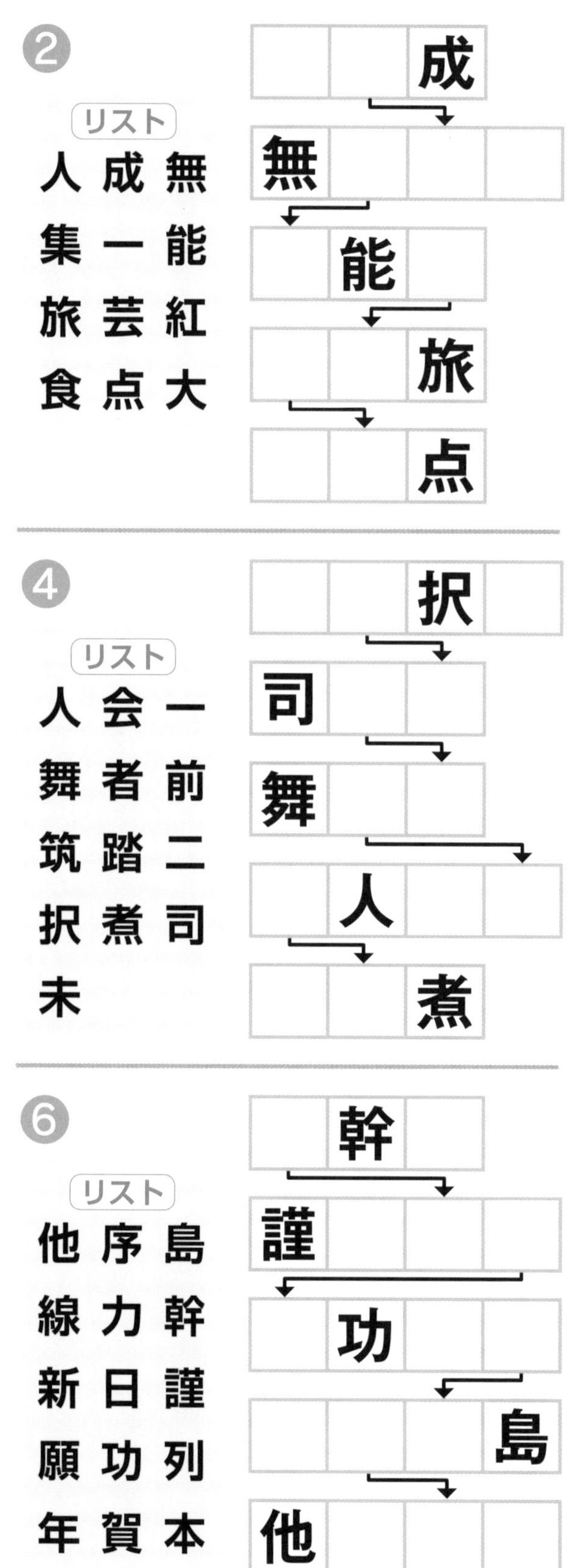

解答
①栄光→日光浴→交換日記→筆記用具→画用紙、②集大成→無芸大食→芸能人→一人旅→紅一点、
③品評会→目玉商品→数珠玉→心拍数→拍手喝采、④二者択一→司会者→舞踏会→前人未踏→筑前煮、
⑤雨天順延→順不同→付和雷同→給付金→学校給食、⑥新幹線→謹賀新年→年功序列→日本列島→他力本願

脳活ポイント

脳の司令塔を刺激！

ヒントの漢字をもとに2～4文字の熟語を作り出すため、想起力と言語力が鍛えられるとともに脳の司令塔「前頭前野」が刺激され、認知力や思考力が磨かれます。

目標時間

50代まで	60代	70代以上
25分	35分	45分

正答数 ／12問

かかった時間 分

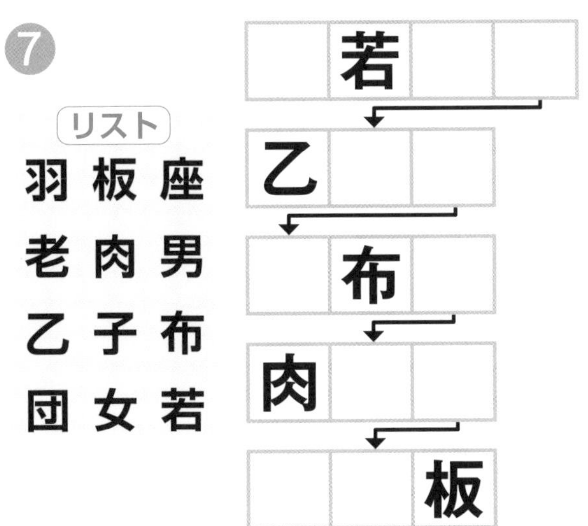

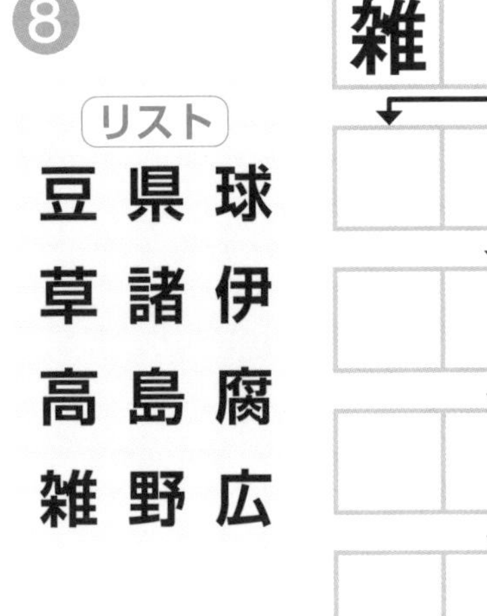
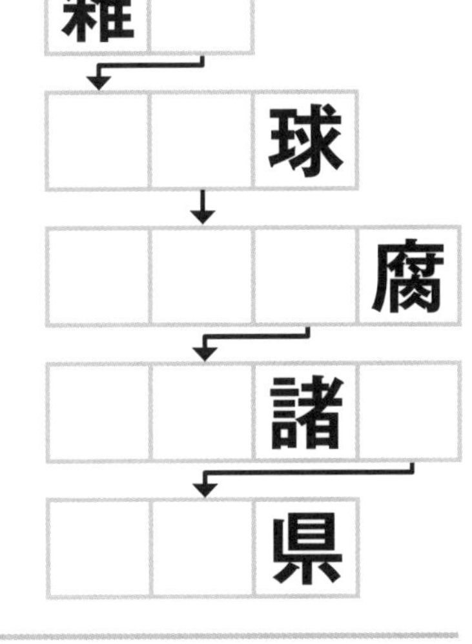

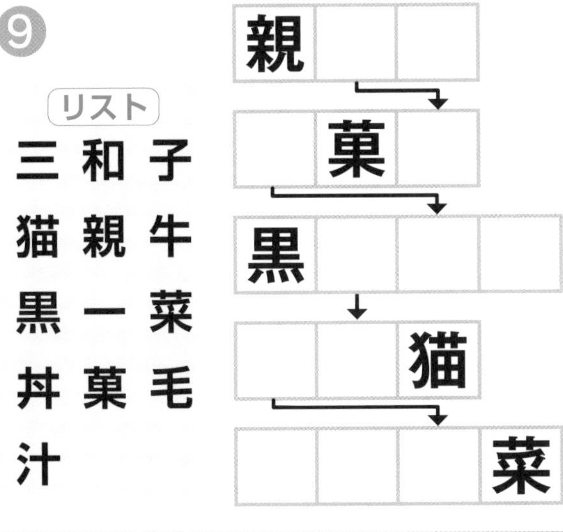

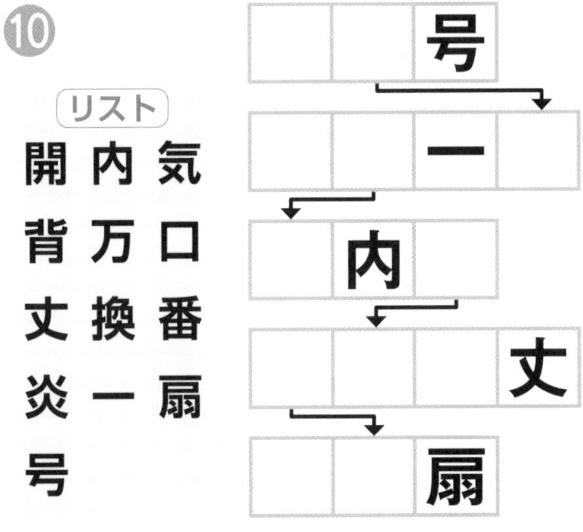

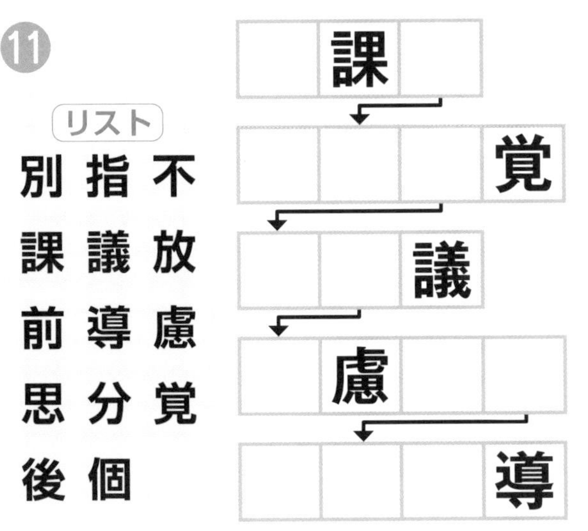

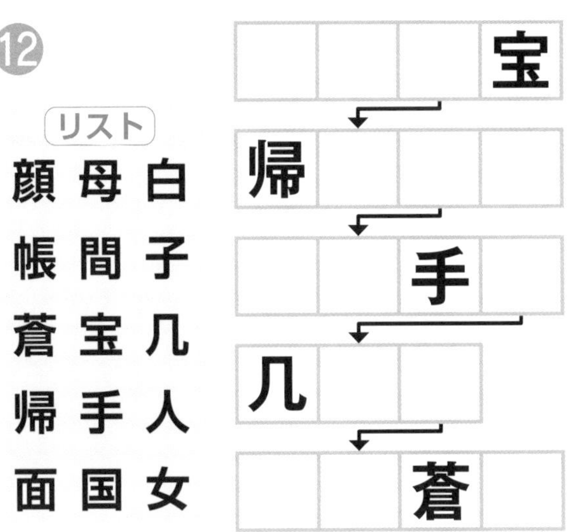

解答 ⑦老若男女→乙女座→座布団→肉団子→羽子板、⑧雑草→草野球→高野豆腐→伊豆諸島→広島県、⑨親子丼→和菓子→黒毛和牛→三毛猫→一汁三菜、⑩背番号→開口一番→口内炎→気炎万丈→換気扇、⑪放課後→前後不覚→不思議→思慮分別→個別指導、⑫人間国宝→帰国子女→母子手帳→几帳面→顔面蒼白

29日目 二字熟語足し算

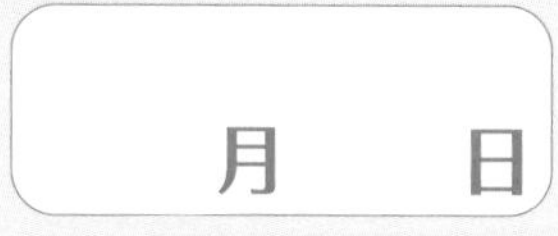

実践日

月　日

難易度④★★★★☆

問題の各マスには、ある二字熟語を構成する漢字の一部がバラバラに分割されて書かれています。それらを足し算のように頭の中で組み合わせ、でき上がる二字熟語を解答欄に書いてください。

①

亍 + 辶 + 彳 + 甬 = □□

②

刂 + 夬 + 半 + 氵 = □□

③

戈 + 𠂉 + 巨 + 厂 = □□

④

本 + 气 + 亻 + メ = □□

⑤

斗 + 禾 + 子 + ⺍ = □□

⑥

殳 + 劦 + 彳 + 力 + 月 = □□

⑦

口 + 兄 + ネ + 田 + ネ = □□

⑧

糸 + 木 + 艹 + 世 + 工 = □□

⑨

日 + 音 + 心 + 言 + 戈 + 立 = □□

解答 ①通行、②判決、③成長、④気体、⑤科学(学科もOK)、⑥脇役、⑦祝福、⑧紅葉、⑨意識

脳活ポイント

注意力が冴えわたる

バラバラになった漢字の偏やつくりからもとの字を推理して熟語にするには、集中力に加えて細かな注意力が必要になります。くり返して問題を解けば、うっかりミスが少なくなっていくでしょう。

目標時間

50代まで	60代	70代以上
15分	20分	25分

正答数　／18問　　かかった時間　分

⑩
寸 ＋ 木 ＋ 囗 ＋ 隹 ＝ □□

⑪
中 ＋ 寅 ＋ 氵 ＋ 凵 ＝ □□

⑫
毋 ＋ 氵 ＋ 圭 ＋ 肖 ＝ □□

⑬
貝 ＋ 玉 ＋ 才 ＋ 宀 ＝ □□

⑭
攵 ＋ 台 ＋ 正 ＋ 氵 ＝ □□

⑮
皿 ＋ 氵 ＋ 水 ＋ 日 ＋ 白 ＝ □□

⑯
米 ＋ 申 ＋ 圭 ＋ 月 ＋ 礻 ＝ □□

⑰
左 ＋ 口 ＋ 亻 ＋ 貝 ＋ 力 ＝ □□

⑱
夹 ＋ 木 ＋ 扌 ＋ 木 ＋ 穴 ＋ 八 ＝ □□

解答 ⑩集団、⑪出演（演出もOK）、⑫消毒、⑬財宝、⑭政治、⑮温泉、⑯精神、⑰佐賀、⑱探検

30日目 漢字ジグザグクロス

実践日

月　日

難易度5★★★★★

リストの熟語を使って空白のマスを埋め、A～Hのマスの漢字で三字熟語、四字熟語を作ってください。各熟語の１文字めは数字のマスに、２文字め以降は１つ前の文字と上下左右に隣接するマスに入ります。

❶

答え

A	B	C

1 六	2 羊			3 肉		
4 波	B	5 完				6 竜
	7 万		8 仏		C	
	9 有			10 船		
	11 春	12 養			13 灯	
	A	14 周			15 時	
16 冬						

リスト

1 六波羅蜜
2 羊頭狗肉
3 肉食恐竜
4 波乱万丈
5 完全給食
6 竜頭蛇尾
7 万有引力
8 仏手柑
9 有性生殖
10 船尾灯
11 春夏秋冬
12 養殖真珠
13 灯台守
14 周章狼狽
15 時間厳守
16 冬景色

❷

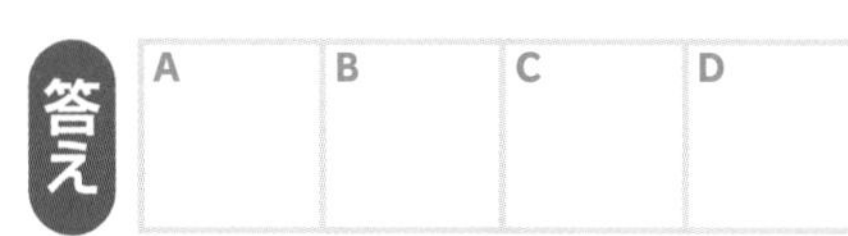

1 登		2 雑			B	3 清		
4 大	C		5 親			6 経		
	7 新		8 不			9 行		
10 液	11 血		12 文	A	13 独			
		14 一			15 道			16 愛
17 炭			18 象		19 苗			
20 明			D			21 帯		22 不
23 合	24 革		25 馬		26 単			

リスト

1 登場人物
2 雑誌記者
3 清廉潔白
4 大型新人
5 親類縁者
6 経済白書
7 新天地
8 不言実行
9 行政書士
10 液体窒素
11 血液型
12 文武両道
13 独立独歩
14 一挙両得
15 道祖神
16 愛社精神
17 炭素繊維
18 象形文字
19 苗字帯刀
20 明治維新
21 帯分数
22 不法侵入
23 合成皮革
24 革新勢力
25 馬耳東風
26 単刀直入

脳活ポイント

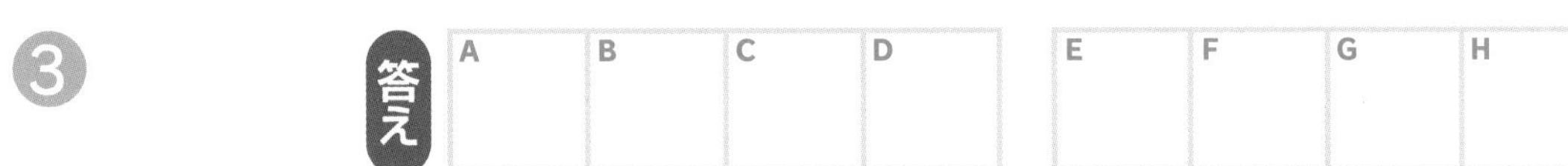

語彙力と直感力を圧倒的に強化!

数十個の三字熟語・四字熟語が用いられているので、語彙力の鍛錬に役立つとともに、直感力・判断力・思考力が圧倒的に強化されます。初めてだと難しく感じますが、解き方がわかるととても面白いパズルです。

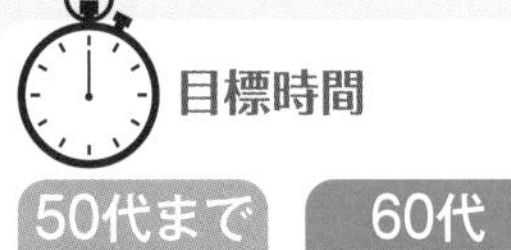

目標時間

50代まで	60代	70代以上
40分	50分	60分

正答数　／3問

かかった時間　分

③

答え

A	B	C	D	E	F	G	H

1 天	H		2 四				3 門	B	4 倒		5 時			6 伊	
7 徹			8 発			9 朝			10 出			11 百			A
12 垂		13 自			14 賛			15 改			16 武				17 老
	18 尾		19 事		20 否		21 演			22 速			23 博	C	
24 骨			25 冷		26 認		27 予			28 国			29 物		30 間
	31 品		32 門		33 定		34 不		E	35 地			36 質		
			37 外	G			38 環			39 楽			40 実		
41 良		42 美		43 撥			44 鎮	45 弁			D	46 健			47 義
	48 地				49 不		F	50 歌		51 家					
		52 収				53 城	54 代					55 品	56 保		
57 源			58 会						59 手						

リスト

1 天才少女
2 四角号碼
3 門外不出
4 倒立前転
5 時代劇
6 伊勢海老
7 徹頭徹尾
8 発音記号
9 朝令暮改
10 出前迅速
11 百鬼夜行
12 垂直尾翼
13 自画自賛
14 賛否両論
15 改札口
16 武者修行
17 老舗旅館
18 尾骶骨
19 事実確認
20 否認訴訟
21 演説口調
22 速戦即決
23 博物館
24 骨董品
25 冷凍食品
26 認定医
27 予定調和
28 国会決議
29 物質文明
30 間接照明
31 品種改良
32 門外漢
33 定形郵便
34 不協和音
35 地方銀行
36 質実剛健
37 外国為替
38 環境音楽
39 楽天家
40 実力主義
41 良風美俗
42 美観地区
43 撥音便
44 鎮魂歌
45 弁財天
46 健康管理
47 義務教育
48 地下資源
49 不夜城
50 歌舞伎座
51 家電製品
52 収容人員
53 城代家老
54 代表選手
55 品評会
56 保健体育
57 源泉徴収
58 会社役員
59 手術室

※解答は87ページをご覧ください

漢字脳活ひらめきパズル⑧ 解答

1日目 うず巻き熟語しりとり

❶

息吹→吹雪→雪月花→
花壇→壇上→上意下達→
達筆→筆圧→圧力鍋→
鍋底→底板→板金→
金科玉条

❷

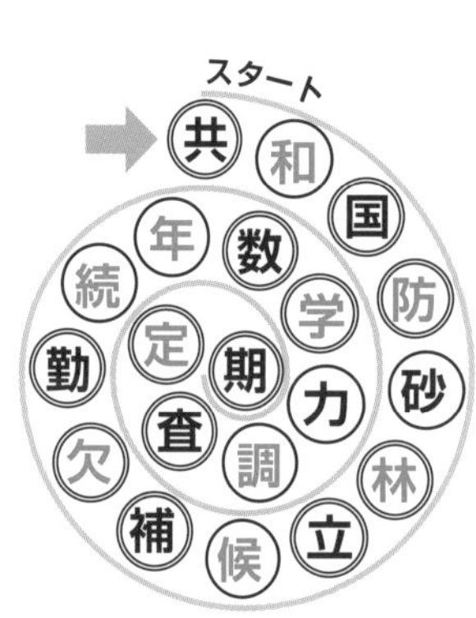

共和国→国防→防砂林→
林立→立候補→補欠→
欠勤→勤続年数→数学→
学力調査→査定→定期

❸

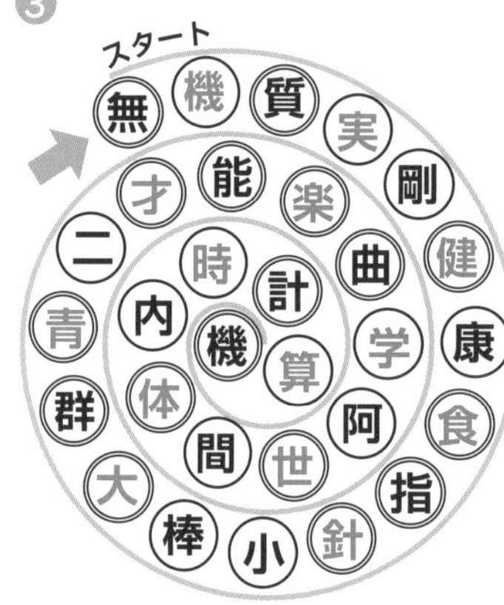

無機質→質実剛健→健康食→
食指→指針→針小棒大→大群→
群青→青二才→才能→能楽→
楽曲→曲学阿世→世間体→
体内時計→計算機

❹

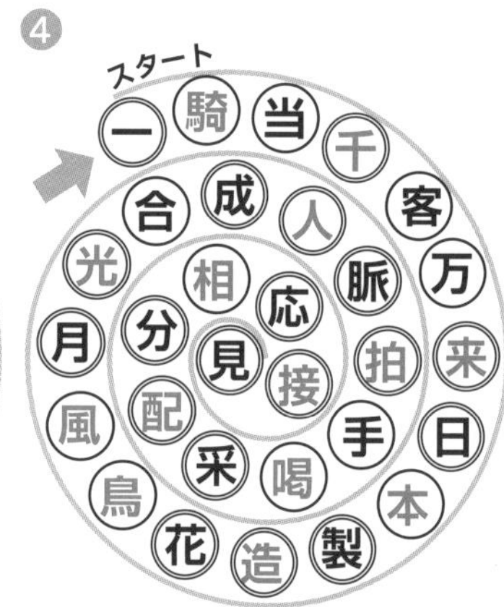

一騎当千→千客万来→来日→
日本製→製造→造花→
花鳥風月→月光→光合成→
成人→人脈→脈拍→
拍手喝采→采配→配分→
分相応→応接→接見

❺

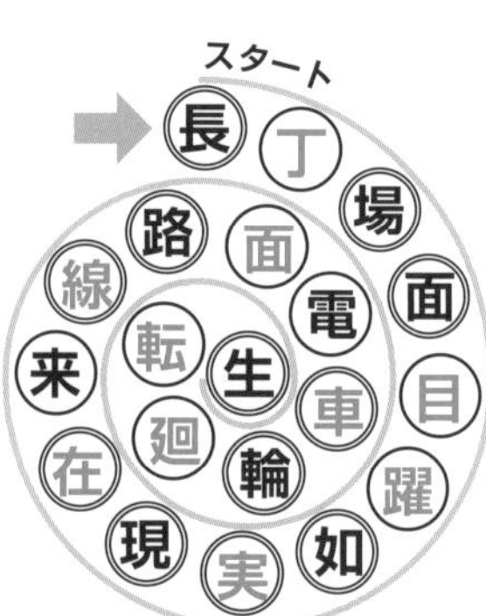

長丁場→場面→面目躍如→
如実→実現→現在→
在来線→線路→路面電車→
車輪→輪廻転生

❻

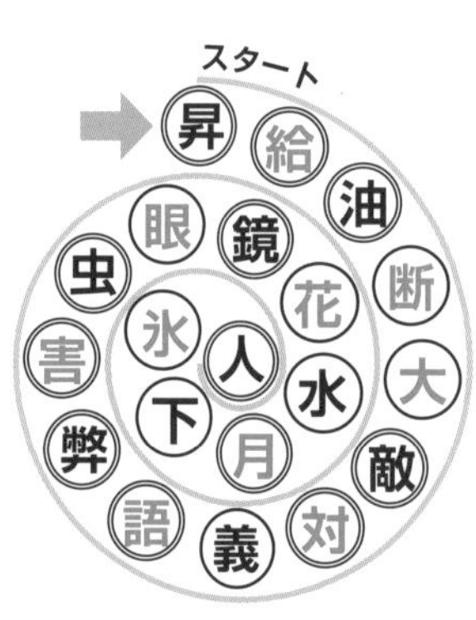

昇給→給油→油断大敵→
敵対→対義語→語弊→
弊害→害虫→虫眼鏡→
鏡花水月→月下氷人

❼

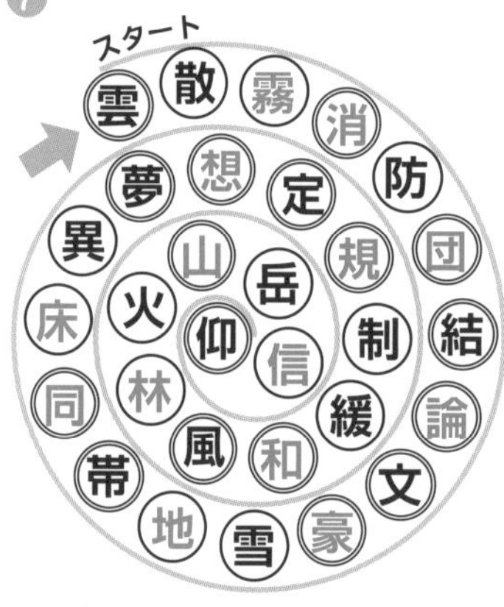

雲散霧消→消防団→団結→
結論→論文→文豪→豪雪地帯→
帯同→同床異夢→夢想→想定→
定規→規制緩和→和風→
風林火山→山岳信仰

❽

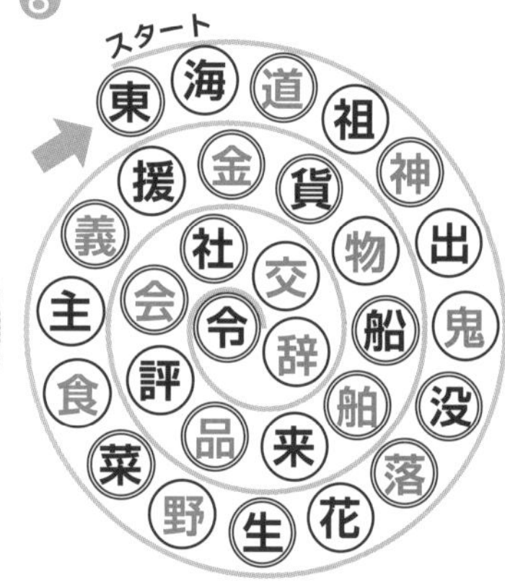

東海道→道祖神→神出鬼没→
没落→落花生→生野菜→
菜食主義→義援金→金貨→
貨物船→船舶→舶来品→
品評会→会社→社交辞令

5日目 漢字スケルトン

❶ 曲芸

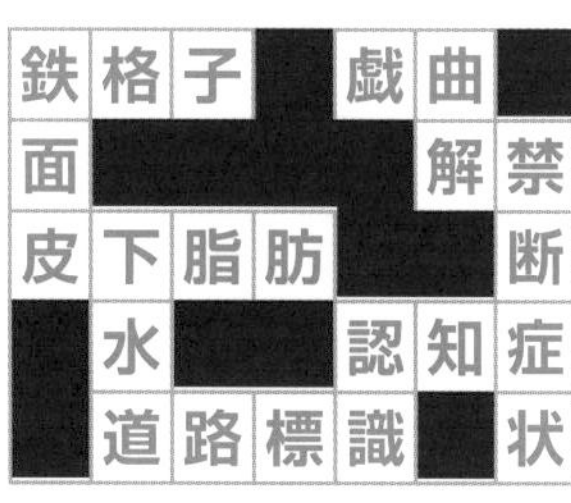

鉄	格	子		戯	曲	
面					解	禁
皮	下	脂	肪			断
	水			認	知	症
	道	路	標	識		状

❷ 野良犬

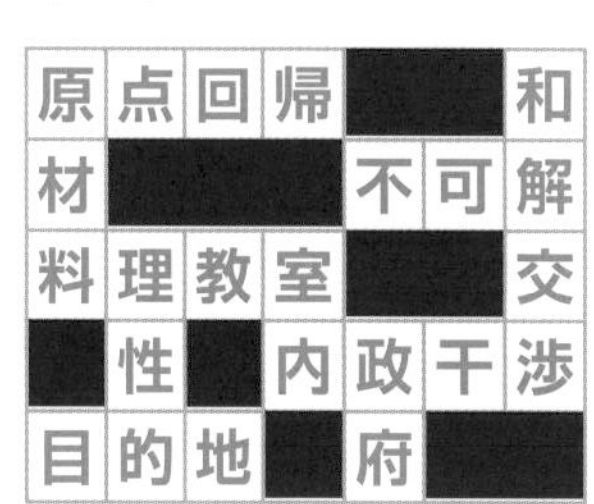

原	点	回	帰			和
材				不	可	解
料	理	教	室			交
	性		内	政	干	渉
目	的	地		府		

❸ 手相

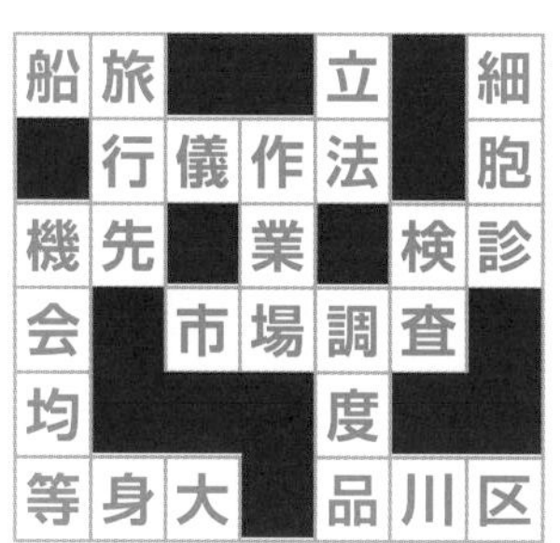

船	旅			立		細
	行	儀	作	法		胞
機	先		業		検	診
会		市	場	調	査	
均				度		
等	身	大		品	川	区

❹ 野球

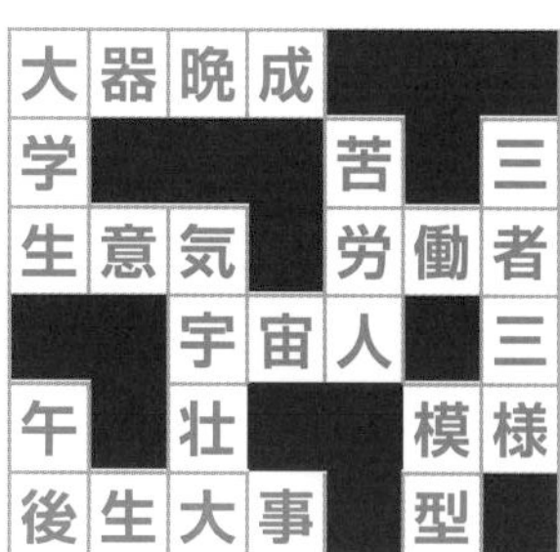

大	器	晩	成			
学				苦		三
生	意	気		労	働	者
		宇	宙	人		三
午		壮			模	様
後	生	大	事		型	

その他のドリルの解答は各ページの下欄に記載しています。

⑤ 青息吐息

青	写	真	■	旧	暦	■
天	■	夏	■	正	■	■
白	■	日	進	月	歩	■
日	光	■	化	■	数	学
■	線	■	論	■	計	■

⑥ 歩行者

七	不	思	議	■	■	市
■	所	■	会	津	若	松
保	存	食	■	■	■	人
健	■	事	■	空	手	形
室	町	時	代	■	足	■

⑦ 分度器

特	別	国	会	■	紅	■
産	■	際	■	番	組	表
物	理	学	■	■	■	裏
■	想	■	精	神	統	一
亭	主	関	白	■	■	体
■	義	■	米	相	場	■

⑧ 乾電池

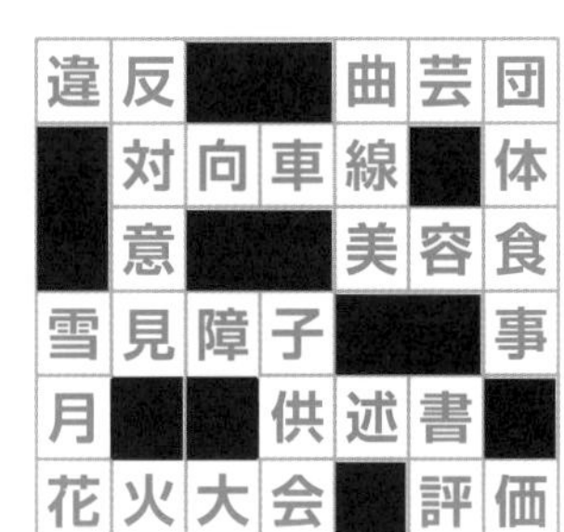

違	反	■	■	曲	芸	団
■	対	向	車	線	■	体
■	意	■	■	美	容	食
雪	見	障	子	■	■	事
月	■	■	供	述	書	■
花	火	大	会	■	評	価

15日目 漢字ジグザグクロス

●例題

1国	立	2荘	義
4滅	公	園	主
私	奉	領	主
5日	本	国	3民

❶ 答え

A	B	C	D
愛	鳥	週	間

❷ 答え

A	B	C	D
男	声	合	唱

E	F	G	H
腹	八	分	目

1民	D間	療	2学	3歴	史	年	4表	裏
5真	人	法	6校	内	放	7送	電	一
8白	文	B鳥	9門	戸	開	10恋	線	体
11欣	喜	雀	12相	思	相	A愛	結	13夜
14労	働	躍	15平	民	宰	16機	婚	行
17試	運	18転	地	療	19難	関	車	列
20粉	動	21貯	蔵	養	分	22突	撃	隊
骨	23全	酔	24面	白	半	25破	壊	衝
砕	身	麻	26再	来	C週	27円	運	動

1八	十	F八	2日	本	全	3国	4中	央	銀	5老	若	A男	6女	王	陛
7努	力	夜	8発	育	不	歌	9入	場	行	進	10工	業	用	11地	下
12眉	H目	13秀	才	教	14離	斉	D唱	15万	16抗	菌	17加	熱	処	18冷	水
19歌	標	麗	20吸	収	合	併	21三	歳	22政	権	与	党	23理	24外	摩
B声	25喫	煙	26所	散	集	27色	原	28男	女	同	29縦	横	不	E腹	擦
30抹	茶	倍	31得	意	32黒	鉛	33筆	34公	私	混	35七	無	尽	36斜	筋
37機	羊	38増	刊	39先	鋭	化	頭	株	主	40自	G分	袖	産	陽	41開
密	羹	42暗	号	43独	44創	性	45欧	州	連	46優	勝	47手	業	休	48店
49文	書	50読	解	工	51意	見	交	換	C合	52総	旗	53練	手	54管	頭
庫	会	55認	知	56夫	婦	57脳	外	58科	医	59注	帳	習	人	理	販
60本	人	確	機	能	喧	嘩	者	学	療	文	生	61産	地	直	売

漢字脳活ひらめきパズル⑧ 解答

16日目 うず巻き熟語しりとり

❶

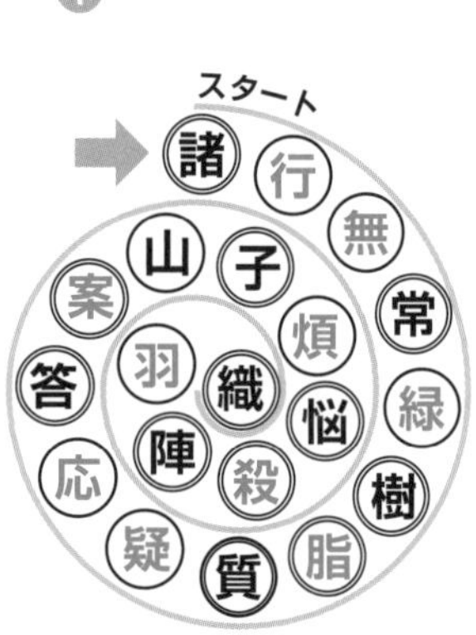

諸行無常→常緑樹→樹脂→
脂質→質疑応答→答案→
案山子→子煩悩→悩殺→
殺陣→陣羽織

❷

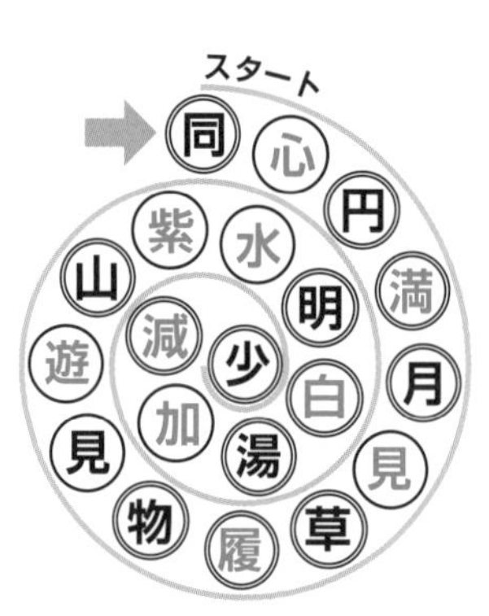

同心円→円満→満月→
月見草→草履→履物→
物見遊山→山紫水明→
明白→白湯→湯加減→減少

❸

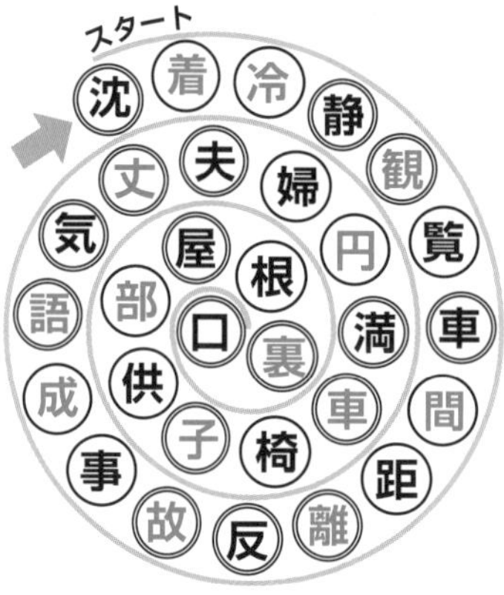

沈着冷静→静観→観覧車→
車間距離→離反→反故→
故事成語→語気→気丈→丈夫→
夫婦円満→満車→車椅子→
子供部屋→屋根裏→裏口

❹

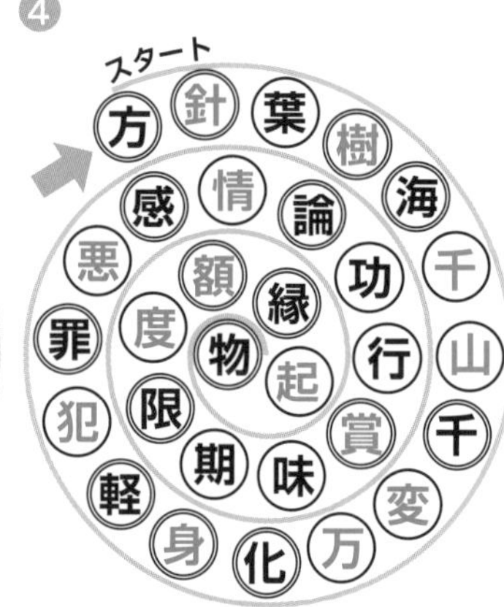

方針→針葉樹→樹海→
海千山千→千変万化→
化身→身軽→軽犯罪→罪悪感→
感情論→論功行賞→賞味期限→
限度額→額縁→縁起物

❺

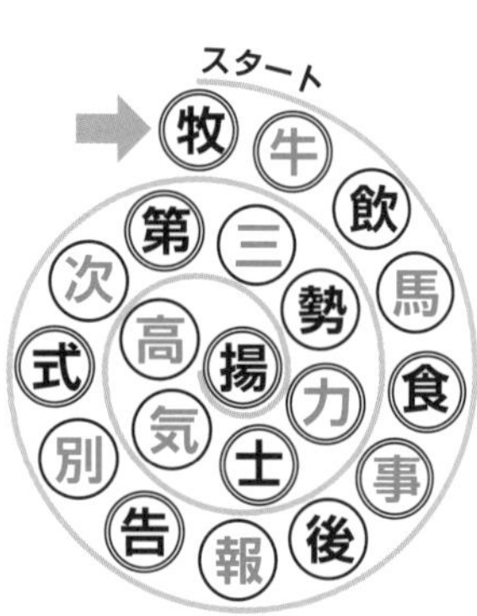

牧牛→牛飲馬食→食事→
事後報告→告別式→
式次第→第三勢力→力士→
士気高揚

❻

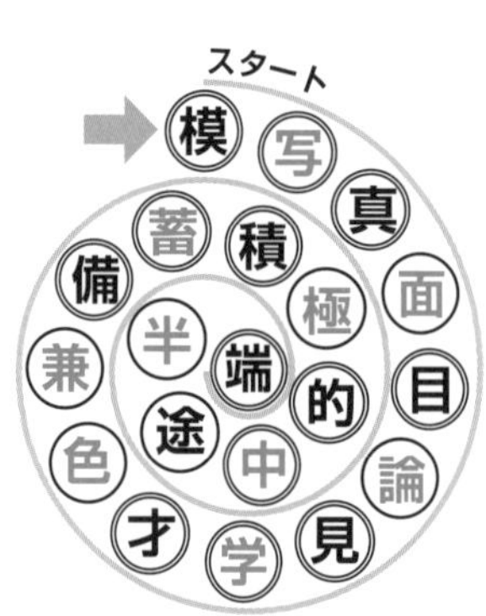

模写→写真→真面目→
目論見→見学→学才→
才色兼備→備蓄→蓄積→
積極的→的中→中途半端

❼

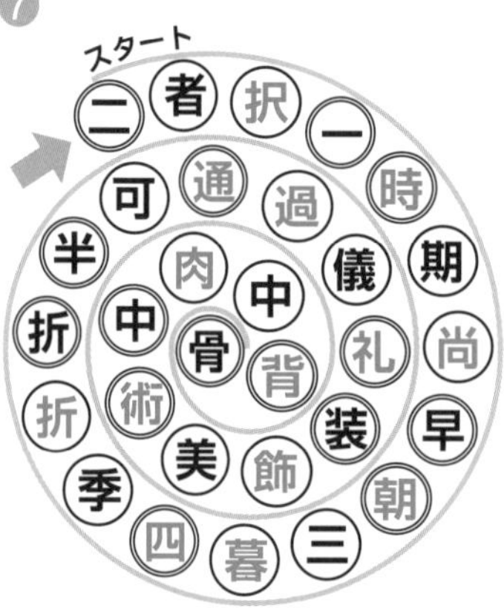

二者択一→一時→時期尚早→
早朝→朝三暮四→四季折折→
折半→半可通→通過儀礼→
礼装→装飾美術→術中→
中肉中背→背骨

❽

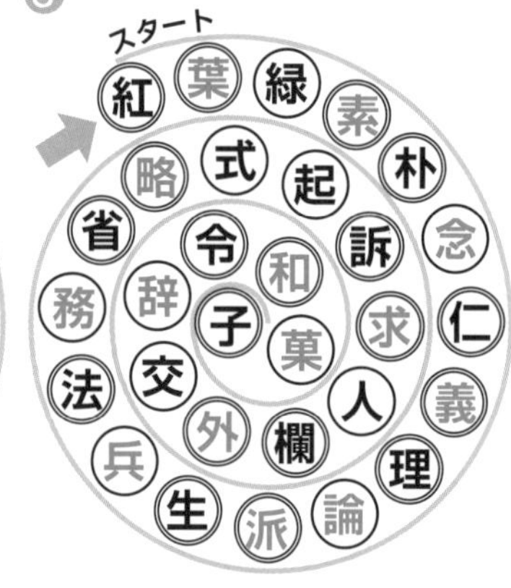

紅葉→葉緑素→素朴→朴念仁→
仁義→義理→理論派→派生→
生兵法→法務省→省略→
略式起訴→訴求→求人欄→
欄外→外交辞令→令和→和菓子

20日目 漢字スケルトン

❶ 追加点

	図		分	不	相	応
整	形	外	科			用
列			会	社	訪	問
乗	馬	服		内		題
車		装		報	告	

❷ 無造作

結	束	力		開	業	医
婚		量	販	店		療
指	揮	者		休		
輪			産	業	革	命
	上	高	地		新	

❸ 家電

生	年	月	日		交	渉
意			曜		響	
気	宇	壮	大		楽	
	宙		工	業	団	地
	旅	費		界		球
移	行		他	人	行	儀

❹ 雷門

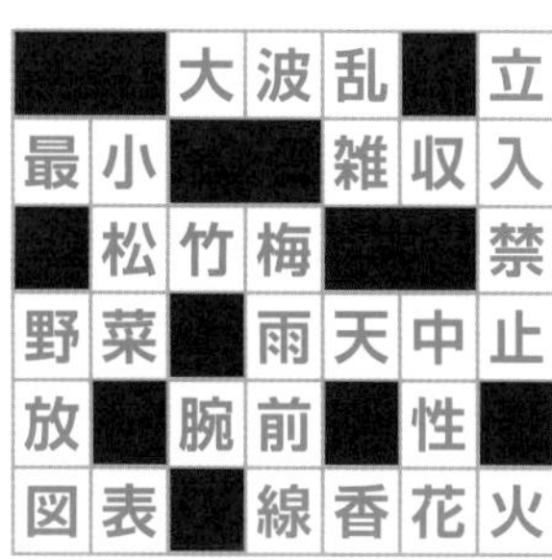

		大	波	乱		立
最	小			雑	収	入
	松	竹	梅			禁
野	菜		雨	天	中	止
放		腕	前		性	
図	表		線	香	花	火

その他のドリルの解答は各ページの下欄に記載しています。

⑤ 吹雪

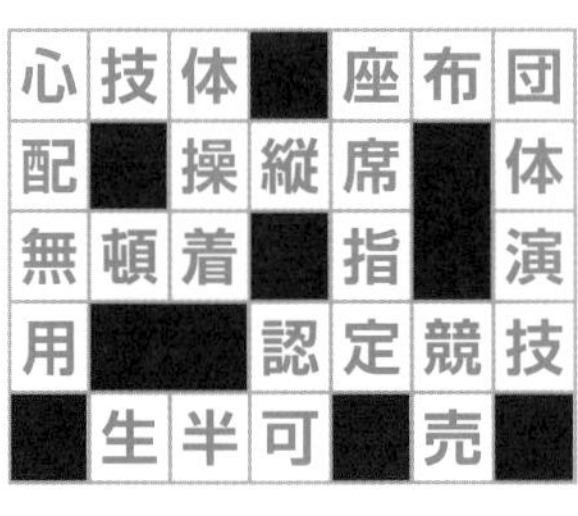

心	技	体	■	座	布	団
配	■	操	縦	席	■	体
無	頓	着	■	指	■	演
用	■	■	認	定	競	技
■	生	半	可	■	売	■

⑥ 甲子園

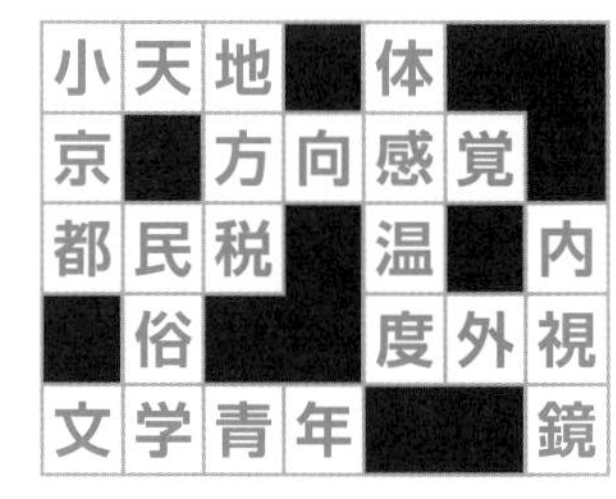

小	天	地	■	体	■	■
京	■	方	向	感	覚	■
都	民	税	■	温	■	内
■	俗	■	■	度	外	視
文	学	青	年	■	■	鏡

⑦ 佳作

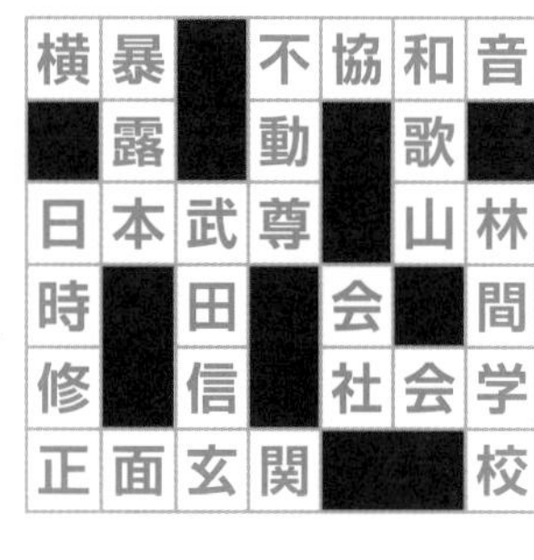

横	暴	■	不	協	和	音
■	露	■	動	■	歌	■
日	本	武	尊	■	山	林
時	■	田	■	会	■	間
修	■	信	■	社	会	学
正	面	玄	関	■	■	校

⑧ 大将

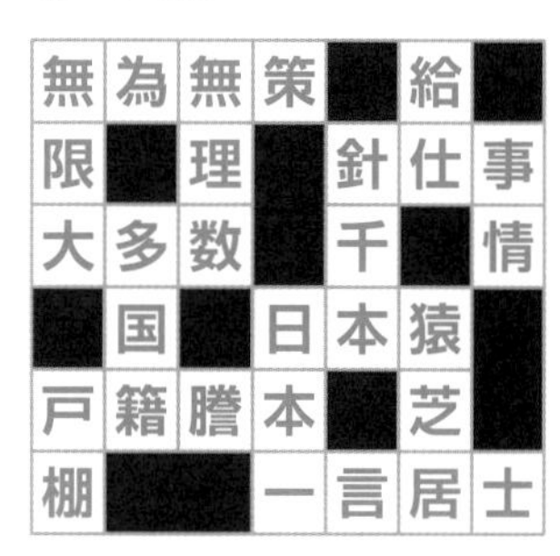

無	為	無	策	■	給	■
限	■	理	■	針	仕	事
大	多	数	■	千	■	情
■	国	■	日	本	猿	■
戸	籍	謄	本	■	芝	■
棚	■	■	一	言	居	士

30日目 漢字ジグザグクロス

1 六	2 羊	頭	狗	3 肉	食	恐
4 波	羅	B 蜜	5 完	全	給	6 竜
乱	7 万	丈	8 仏	手	C 柑	頭
引	9 有	性	生	10 船	尾	蛇
力	11 春	12 養	殖	真	13 灯	台
秋	A 夏	14 周	章	珠	15 時	守
16 冬	景	色	狼	狽	間	厳

① 答え

A	B	C
夏	蜜	柑

1 登	場	2 雑	誌	記	B 者	3 清	廉	潔
4 大	C 人	物	5 親	類	縁	6 経	済	白
型	7 新	天	8 不	言	実	9 行	政	書
10 液	11 血	地	12 文	A 武	13 独	立	独	士
体	窒	14 一	挙	両	15 道	祖	歩	16 愛
17 炭	素	繊	18 象	得	19 苗	神	精	社
20 明	治	維	D 形	文	字	21 帯	分	22 不
23 合	24 革	新	25 馬	耳	26 単	刀	数	法
成	皮	勢	力	東	風	直	入	侵

② 答え

A	B	C	D
武	者	人	形

③ 答え

A	B	C	D	E	F	G	H
海	外	旅	行	和	魂	漢	才

1 天	H 才	少	2 四	角	号	碼	3 門	B 外	4 倒	立	5 時	代	劇	6 伊	勢
7 徹	頭	女	8 発	音	記	9 朝	令	不	10 出	前	転	11 百	鬼	夜	A 海
12 垂	徹	13 自	画	自	14 賛	論	暮	15 改	札	迅	16 武	者	修	行	17 老
直	18 尾	翼	19 事	実	20 否	両	21 演	説	口	22 速	戦	即	23 博	C 旅	舗
24 骨	骶	凍	25 冷	確	26 認	訴	27 予	定	調	28 国	会	決	29 物	館	30 間
董	31 品	食	32 門	医	33 定	訟	34 不	協	E 和	35 地	方	議	36 質	文	接
改	種	俗	37 外	G 漢	形	郵	38 環	境	音	39 楽	銀	剛	40 実	明	照
41 良	風	42 美	国	43 撥	音	便	44 鎮	45 弁	財	天	D 行	46 健	力	主	47 義
区	48 地	観	為	替	49 不	夜	F 魂	50 歌	舞	51 家	電	康	管	理	務
資	下	52 収	容	人	員	53 城	54 代	表	伎	座	製	55 品	56 保	健	教
57 源	泉	徴	58 会	社	役	老	家	選	59 手	術	室	評	会	体	育

バックナンバーのご案内　※以下続刊。

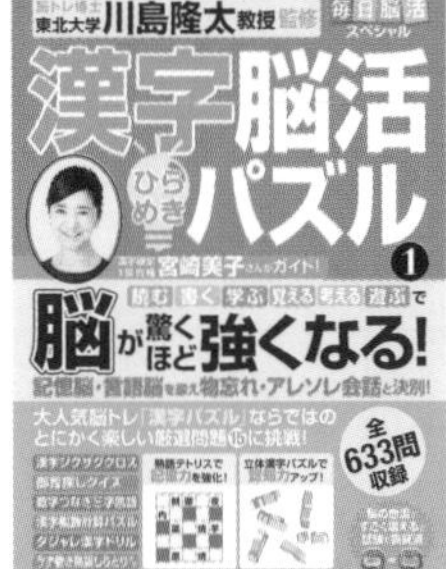

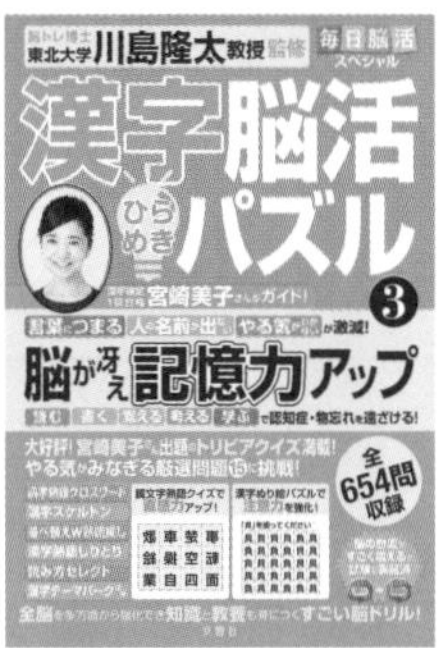

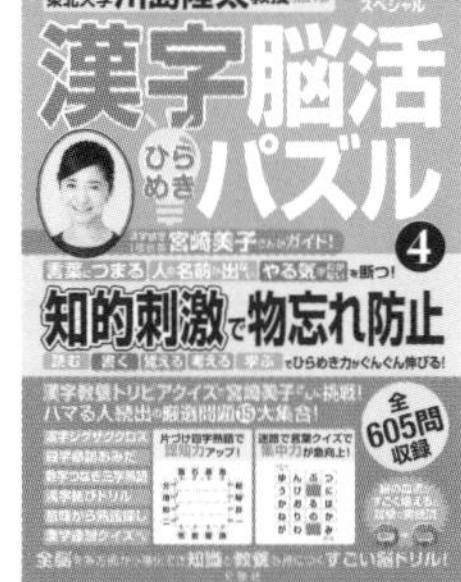

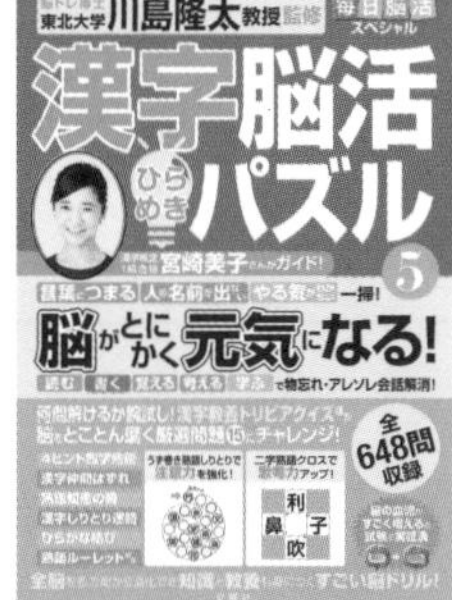

ISBN978-4-86651-553-3
漢字脳活ひらめきパズル①

ISBN978-4-86651-576-2
漢字脳活ひらめきパズル②

ISBN978-4-86651-587-8
漢字脳活ひらめきパズル③

ISBN978-4-86651-591-5
漢字脳活ひらめきパズル④

ISBN978-4-86651-601-1
漢字脳活ひらめきパズル⑤

ISBN978-4-86651-614-1
漢字脳活ひらめきパズル⑥

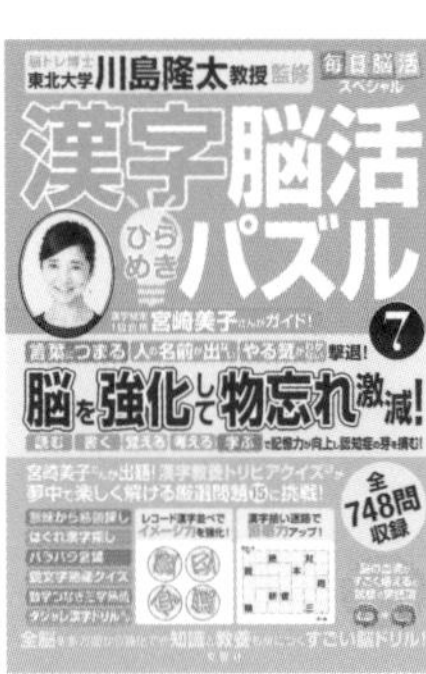

漢字脳活ひらめきパズル⑦

ISBN978-4-86651-620-2

●ご注文方法

お近くに書店がない方はお電話でご注文ください。

◆通話料無料◆
0120-966-081
9：30～18：00
日･祝･年末年始は除く

漢字脳活パズル１～７巻
定価各1,375円（本体1,250円+税10%）

●お支払い方法：後払い
（コンビニ・郵便局）

- 振込用紙を同封しますので、コンビニエンスストア･郵便局でお支払いください。
- 送料を別途450円（税込）ご負担いただきます。（送料は変更になる場合がございます）

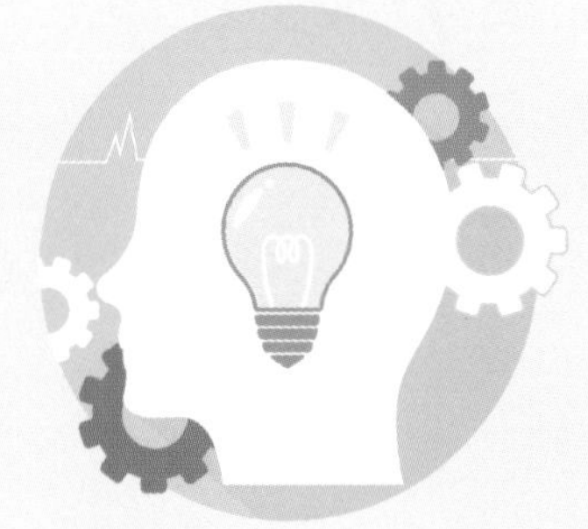

毎日脳活スペシャル
漢字脳活ひらめきパズル⑧

2023年５月16日　第１刷発行

編集人	小西伸幸
企画統括	石井弘行　飯塚晃敏
編　集	株式会社わかさ出版／谷村明彦
装　丁	カラーズ
本文デザイン	石田昌子
パズル作成	瓜谷眞理
写　真	石原麻里絵（fort）
イラスト	前田達彦　Adobe Stock
発行人	山本周嗣
発行所	株式会社　文響社
	〒105-0001
	東京都港区虎ノ門２丁目２−５　共同通信会館９階
	ホームページ　https://bunkyosha.com
	お問い合わせ　info@bunkyosha.com
印　刷	株式会社　光邦
製　本	古宮製本株式会社

ISBN 978-4-86651-624-0

本書のドリル問題は、一部を除き『脳活道場』（わかさ出版刊）に掲載されたものを一部改変の上、収録しています。

この本に関するご意見・ご感想をお寄せいただく場合は、
郵送またはメール（info@bunkyosha.com）にてお送りください。